Grundlagen systemischer Therapie und Beratung

Systemische Praxis

Band 1

Grundlagen systemischer Therapie und Beratung

von Prof. Dr. Günter Schiepek, Dr. Heiko Eckert und Dr. Brigitte Kravanja

---

Grundlagen systemischer Therapie und Beratung

Psychotherapie als Förderung von Selbstorganisationsprozessen

von
Günter Schiepek, Heiko Eckert
und Brigitte Kravanja

HOGREFE

GÖTTINGEN · BERN · WIEN · PARIS · OXFORD
PRAG · TORONTO · BOSTON · AMSTERDAM
KOPENHAGEN · STOCKHOLM · FLORENZ

Prof. Dr. phil. Günter Schiepek, geb. 1958. 1979–1983 Studium der Psychologie in Salzburg. 1984 Promotion. 1990 Habilitation. Langjährige Vertretung des Lehrstuhls für Klinische Psychologie an der Universität Münster und 1998–2003 Leiter des Forschungsprojekts „Synergetik der Psychotherapie" am Universitätsklinikum der RWTH Aachen. Seit 2008 Professor an der Paracelsus Medizinischen Privatuniversität Salzburg und dort Leiter des Instituts für Synergetik und Psychotherapieforschung. Geschäftsführer des Center for Complex Systems (Weinstadt).

Dr. rer. pol. Heiko Eckert, geb. 1970. 1992–1997 Studium der Wirtschaftswissenschaft in Wuppertal. 1998–2003 Mitarbeiter im Forschungsprojekt „Synergetik der Psychotherapie" am Universitätsklinikum der RWTH Aachen. 2006 Promotion. 2002–2010 Unternehmensberater beim Malik Managementzentrum St. Gallen (Schweiz). Seit 2005 Gesellschafter und Geschäftsführer des Center for Complex Systems (Weinstadt). Seit 2010 Managing Director des Center for Transdisciplinary Governance am Institut für Systemisches Management und Public Governance der Universität St. Gallen (Schweiz).

Dr. phil. Brigitte Kravanja, geb. 1958. Studium der Psychologie und Kommunikationswissenschaften in Salzburg. 1997 Promotion. Seit 2000 Klinische und Gesundheitspsychologin am Universitätsinstitut für Klinische Psychologie des Universitätsklinikums der Paracelsus Medizinischen Privatuniversität der Salzburger Landeskliniken.

Bibliografische Information der Deutschen Nationalbibliothek
Die Deutsche Nationalbibliothek verzeichnet diese Publikation in der Deutschen Nationalbibliografie; detaillierte bibliografische Daten sind im Internet über http://dnb.dnb.de abrufbar.

Göttingen · Bern · Wien · Paris · Oxford · Prag · Toronto · Boston
Amsterdam · Kopenhagen · Stockholm · Florenz
Merkelstraße 3, 37085 Göttingen

http://www.hogrefe.de
Aktuelle Informationen · Weitere Titel zum Thema · Ergänzende Materialien

Umschlaggestaltung: Daniel Kleimenhagen, Hildesheim
Satz: ARThür Grafik-Design & Kunst, Weimar
Druck: Druckhaus Göttingen
Printed in Germany
Auf säurefreiem Papier gedruckt

ISBN 978-3-8017-2475-7

Vorwort der Herausgeber

Mit dem vorliegenden Band startet im Hogrefe Verlag eine neue Praxisreihe auf dem Gebiet der systemischen Therapie und Beratung. Das Feld hat sich in den letzten Jahren intensiv und schnell entwickelt, so dass es an der Zeit zu sein scheint, einen solchen Versuch zu wagen. Theoretische Modelle zur Funktionsweise komplexer, nichtlinearer Systeme haben sich zunehmend empirisch bewährt, systemische Neurotherapien gewinnen Konturen und bieten sich in Zukunft für eine Kombination mit Psychotherapie an, das Verständnis für Veränderungsprozesse auf sozial-interpersoneller, intrapsychischer und biologischer, insbesondere auch auf neurophysiologischer Ebene einschließlich der Synchronisation dieser Systemebenen wächst und neue Informationstechnologien für Prozessmonitoring und Prozessfeedback wurden erprobt. Die vorliegende Reihe möchte entsprechende Entwicklungen für die Praxis aufbereiten und einschlägige Erfahrungen aus der Praxis für die Praxis zugänglich machen. Die Reihe möchte auch dazu beitragen, schulen- und disziplinübergreifende Entwicklungen in Therapie und Beratung zu fördern und zu unterstützen.

Sicher könnte man sich auf den Standpunkt stellen, dass eine solche Reihe keineswegs früh oder zu früh, sondern vielmehr spät oder zu spät kommt. Praxiskonzepte mit dem Label „systemisch" gibt es ja seit mindestens drei Jahrzehnten und mehrere deutschsprachige wie internationale Verlage haben systemische Literatur und Praxisreihen im Programm. Dennoch sind wir der Meinung, dass eine wissenschaftlich fundierte, aktiv forschende und disziplinübergreifende, transdisziplinäre Psychotherapie und Beratung erst im Entstehen begriffen ist, erst langsam Kontur gewinnt. Eine Fundierung der Praxis im Spektrum von Theorien und Methoden komplexer, selbstorganisierender Systeme ist keineswegs selbstverständlich, ebenso wie der Einsatz von Methoden des internetbasierten Prozessfeedbacks in Therapie und Beratung. Ziel systemischer Therapien müsste es in diesem Verständnis sein, schulenübergreifend zu wirken und die Einteilung unserer Profession nach Schulen hinter sich zu lassen. Wie das genau funktionieren kann, steht heute noch nicht fest, so dass die vorliegende Reihe auch die Qualität von Werkstattschriften und Experimentierberichten aus dem Labor „Praxis" haben muss.

Wir können bislang (noch) nicht davon ausgehen, dass Psychotherapeutinnen und Psychotherapeuten sowie Beraterinnen und Berater so etwas wie Systemkompetenz, also die Fähigkeit, komplexe, nichtlineare Vernetzungen und Dynamiken zu verstehen, zu modellieren und mit Verstand, Herz und Hand zu fördern als ihre genuine Basiskompetenz mitbringen. Für unser professionelles Denken und Handeln bereitet das kontraintuitive, nur sehr begrenzt prognostizierbare und eigendynamische Verhalten komplexer Systeme, also zum Beispiel von Menschen und ihren sozialen Beziehungen, einiges an Problemen, besser gesagt: an Herausforderungen. Aus- und Weiterbildungen sollten sich diesen stellen und dabei Systemkompetenz fordern und fördern. Diese Buchreihe möchte einen Beitrag dazu leisten.

Menschen, soziale Systeme, aber auch Gehirne sind zwar nicht linear steuerbar, aber wir können einiges zur Unterstützung ihrer Selbstorganisationsprozesse tun. Genau dies trifft das Selbstverständnis dieser Reihe: Therapie und Beratung stellen die professionellen

Voraussetzungen zur Förderung selbstorganisierender Prozesse bereit. In diesem Sinne wollen wir die Therapie- und Beratungspraxis ein wenig systemischer, menschlicher machen.

Das Herausgeberteam

Wolfgang Eberling, Heiko Eckert, Matthias Ochs, Günter Schiepek, Christiane Schiersmann, Rainer Schwing und Peter Tass

Inhaltsverzeichnis

1 Was ist Systemische Therapie?

Systemische Therapie und systemische Beratung sind in den letzten Jahrzehnten beliebt geworden. Heute zählt der systemische Ansatz zumindest im deutschsprachigen Raum zu den drei am weitest verbreiteten Psychotherapierichtungen, neben Verhaltenstherapie und tiefenpsychologischen Verfahren. Der Beginn der systemischen Praxisentwicklungen dürfte auf die frühen 1980er Jahren zurück zu datieren sein, und die Wurzeln und Vorläuferkonzepte sind – je nach Betrachtung – noch deutlich älter. Inzwischen wurden weitere Therapieansätze entwickelt, z. B. achtsamkeits- und mentalisierungsorientierte Verfahren, Schematherapie, emotionsfokussierte Therapien und andere. Die Systemische Therapie gehört nicht mehr zu den neuen Ansätzen, ein vielleicht einmal vorhandenes Provokationspotenzial ist verblasst, und störungsspezifische (Schweitzer & von Schlippe, 2009) wie auch tätigkeitsfeld- und settingspezifische Varianten (Greve & Keller, 2010; Ruf, 2005; Tatzer & Schubert, 1997) haben sich etabliert. Die wissenschaftliche Anerkennung als Therapieform erfolgte in Deutschland im Jahr 2008.

Um so erstaunlicher ist es, dass bis heute unklar bleibt, was unter Systemischer Therapie (als Eigenname für eine Therapieschule wird das Adjektiv „Systemisch" hier mit großem Anfangsbuchstaben geschrieben) oder systemischer Praxis überhaupt zu verstehen sei. Das mag die Konsequenz einer fast inflationären Wortverwendung oder aber des bei Therapieschulen immer auch bestehenden Vermarktungsinteresses sein. Systemische Ansätze haben sich zudem das Image einer besonders leicht zu erlernenden Vorgehensweise erworben, was begrifflicher Präzision nicht unbedingt förderlich ist.

Fragt man bei Google nach, so wird Systemische Therapie auch als Systemische Familientherapie bezeichnet, welche vor allem auf interpersonelle Beziehungen fokussiert: „… systemische Zusammenhänge und interpersonelle Beziehungen [… werden] als Grundlage für die Diagnose und Therapie von seelischen Beschwerden und interpersonellen Konflikten betrachtet". Wilhelm Rotthaus weist auf der Homepage der Deutschen Gesellschaft für Systemische Therapie und Familientherapie (DGSF) auf das Verhältnis des Individuums zu seinen sozialen Bezügen hin: „Psychische Krankheiten werden als Störung der System-Umwelt-Passung definiert. Individuelle Symptome werden als Ergebnis von krankheitserzeugenden und -aufrechterhaltenden Beziehungsmustern im Kontext der wichtigen Bezugspersonen gesehen. Diese Personen werden deshalb nach Möglichkeit in den therapeutischen Prozess mit einbezogen". Zudem verweist er aber auch auf die „… dynamische Wechselwirkung zwischen den biologischen und psychischen Eigenschaften einerseits und den sozialen Bedingungen des Lebens" andererseits, sowie auf Anwendungen außerhalb der Familientherapie, nämlich im Bereich der Einzel- und Paartherapie.

Das Setting der Familientherapie scheint wichtig, ist aber offenbar weder notwendig noch hinreichend für eine Definition Systemischer Therapie. Familientherapie gab und gibt es auch außerhalb des systemischen Ansatzes, z. B. in der Psychoanalyse (Richter, 1962, 1970) oder in der Verhaltenstherapie bzw. in psychoedukativen Ansätzen (dort mit umfassender empirischer Fundierung: Sexton et al., 2004; Hahlweg & Weidemann, 1999; Hahlweg et al., 2006; Heinrichs et al., 2008). Ähnliches gilt für die Therapie mit Paaren

(Sexton et al., 2004; Heinrichs et al., 2008). Die Anfänge der Paar- und Familientherapie liegen zum Teil historisch weit zurück (vgl. z. B. die Gründung von Erziehungs- und Familienberatungsstellen durch Alfred Adler in den 1920er Jahren: Bruder-Bezzel, 1991; Adler Studienausgabe, Band 4, Dalter et al., 2009), wobei gerade Adler in die Arbeit mit Familien auch deren soziale Netzwerke (z. B. Schulen) und ökonomisch-gesellschaftliche Lebensbedingungen einbezog (Adler Studienausgabe, Band 7, Bruder-Bezzel, 2009; vgl. Abb. 1).

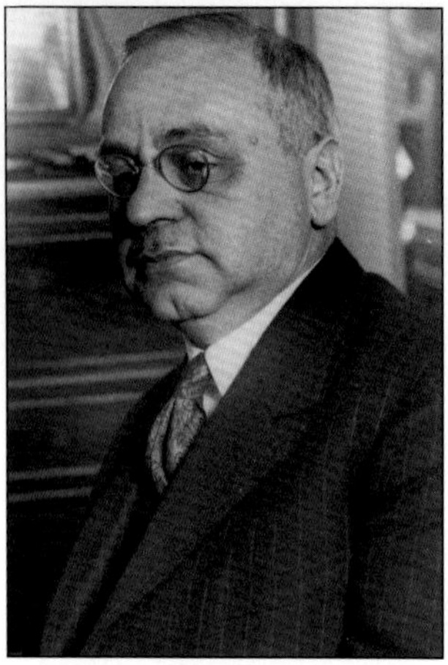

Abbildung 1:
Alfred Adler (1870–1837; © DGIP-Archiv Gotha). Seine „Individualpsychologie" war weit weniger individuumzentriert als die Bezeichnung vermuten lässt. Das Individuum wird in diesem Ansatz klar im Kontext der Familie und anderer sozialer Gemeinschaften gesehen. Im „roten Wien" der 1920er Jahre gründete Adler zahlreiche Erziehungsberatungsstellen, in deren Arbeit explizit die Familien der jungen Klienten einbezogen wurden, aber auch Lehrer und das Schulsystem. Zudem wurde die sozioökonomische Lebenssituation der Ratsuchenden berücksichtigt.

Umgekehrt lässt sich Einzeltherapie wie in jeder Therapierichtung so auch mit systemischem Vorzeichen machen, sei es unter starker Berücksichtigung der familiären Bezüge eines Individuums (Familientherapie ohne Familie: Weiss, 1988), oder auch ohne explizit einen solchen Bezug herzustellen (wie im lösungsorientierten Ansatz: de Shazer, 1989; Walter & Peller, 1994).

Somit können weder ein spezifisches Setting noch die Notwendigkeit von Mehrpersonentherapie als essenzielle Bestimmungsstücke systemischer Praxis gelten. Auch auf konzeptioneller Ebene findet sich ein Bezug auf rein interpersonelle oder kommunikative Systeme, für welche im Sinne von Luhmann (z. B. 1984) alle *intrapersonellen* bzw. psychischen Vorgänge Umwelt wären (z. B. Willke, 1982) neben einer expliziten Berücksichtigung intrapsychischer Dynamiken bzw. des „psychischen Systems" (Ludewig, 2011), wie etwa in der personenzentrierten Systemtheorie nach Kriz (1990, 2004) oder in einem bio-psycho-sozialen Ansatz, wie er vor allem in der Psychosomatik programmatisch ist (von Uexküll et al., 2011).

Wiewohl das Verhältnis von sozialen, psychischen und biologischen Prozessen sicher nicht endgültig geklärt und hierzu in der Philosophie des Geistes bzw. der Neurophilosophie unterschiedliche Positionen vertreten werden, dürfte eine Ausblendung mentaler (psychischer) oder biologischer Prozesse auch in der Systemischen Therapie kaum zu rechtfertigen sein. Vorschläge, Psychotherapie als einen primär oder sogar ausschließlich „in Sprache" stattfindenden Prozess zu fassen (z. B. Anderson & Goolishian, 1988, 1992) würden der von vielen Autoren hervorgehobenen Mehrebenenperspektive des systemischen Ansatzes wohl nicht gerecht. In gewissem Sinne könnte ein derartiger Ausschließlichkeitsanspruch sogar als reduktionistisch gelten. Reduktionismus würde dabei eine Einschränkung auf nur eine bestimmte oder auf zu wenige Dimensionen der Betrachtung eines vieldimensionalen, komplexen Phänomens bedeuten. Das kann die Reduktion emergenter Phänomene (wie Leben, Bewusstsein oder interpersonelle Strukturen) auf vermeintlich darunter liegende Teilsysteme oder Komponenten meinen, also in letzter Konsequenz einen Materialismus oder Physikalismus, muss es aber nicht. Reduktionistisch ist vielmehr jede Betrachtung der Welt unter einem ausschließlichen Blickwinkel, die sich nicht der Möglichkeit anderer Betrachtungsweisen oder Wirklichkeitskonstruktionen eingedenk bleibt und die Vorläufigkeit sowie die zeitliche und inhaltliche Begrenztheit der aktuellen und notwendigen Perspektivenabhängigkeit alltäglicher wie wissenschaftlicher Betrachtungen und Beschreibungen berücksichtigt. Das würde auch für die Fassung einer Systemischen Therapie als bloße Sprach- oder Sozialtherapie gelten.

Ein anderes Bestimmungsstück eines systemischen Therapie- oder Beratungsansatzes thematisiert die Berücksichtigung des „Kontexts". Wenn mit „Kontext" das aktuelle oder biografisch relevante soziale Umfeld eines Indexpatienten gemeint ist, dann dürfte dies in den allermeisten Therapieansätzen (mit unterschiedlichen Akzentuierungen) eine Rolle spielen. Kaum ein psychotherapeutischer Ansatz würde davon absehen, etwa bei Schulproblemen eines Kindes die Eltern, Lehrer, Peers oder die Schulklasse zumindest mit zu bedenken. Ähnliches gilt wohl auch für andere psychische Probleme in der gesamten Lebensspanne. Unterschiede gibt es sicher in der Art, wie diese Kontexte analysiert werden und ob relevante Personen im sozialen Umfeld symbolisch oder faktisch einbezogen werden. Wenn mit „Kontext" dagegen allgemein die Umwelt eines Systems und seine Vernetzung, Synchronisation und Kopplung mit anderen Systemen gemeint ist, dann gehört dies zu jeder empirischen und/oder mathematischen systemischen Analyse (Osipov et al., 2007; Pikovski et al., 2001) und ist keineswegs spezifisch für einen psychotherapeutischen Ansatz.

In vergleichbarer Weise unspezifisch ist die Orientierung an Ressourcen und Kompetenzen der Klienten. Eine solche haben sich als sinnvolle Gegenbewegung zu der früheren Defizit- und Pathologieorientierung (welche in der Psychotherapie wohl immer noch dominant ist) inzwischen sehr viele Ansätze auf die Fahnen geschrieben. Relevante Ursprünge liegen in der Arbeit von Milton Erickson, von dem aus die Ressourcenorientierung über die lösungsorientierte Praxis nach Steve de Shazer und Insoo Kim Berg (Berg & Miller, 1998; de Shazer, 1989; Miller et al., 1996) in die Systemische Therapie und Beratung gelangte, im Salutogenese-Konzept nach Antonovsky (1987), oder in der Empowerment-Bewegung der Gemeindepsychologie und -psychiatrie (z. B. Keupp, 1997; Knuf & Seibert, 2009). Klaus Grawe (z. B. 1995) machte die Ressourcenorientierung zu einem Bestimmungsstück seiner „Allgemeinen Psychotherapie".

Nahe liegt eine Definition von Therapierichtungen oder „Verfahren" über eine aufzählbare Menge an Therapie- oder Interventionstechniken. Für die Systemische Therapie kämen hierfür zum Beispiel zirkuläres Fragen, Familien-, Team- und andere Aufstellungen, Genogrammarbeit, die Nutzung eines Reflecting Teams oder anderes in Frage (für einen Überblick über systemisches „Handwerkszeug" vgl. Schwing & Fryszer, 2006).

Trotz seiner Plausibilität hinkt eine solche Bestimmung meist hinter den aktuellen Entwicklungen her, denn es werden ständig neue Techniken oder Interventionsmethoden kreiert. Zudem treiben die meisten Therapierichtungen einen regen Import und Export, d. h. sie bedienen sich auch solcher Techniken, die in anderen Ansätzen „erfunden" wurden, meist mit leichten Modifikationen oder einem geänderten Label. Der florierende Handel mit Bindestrich-Bezeichnungen zeugt von solchen im Fluss befindlichen und in Überschneidungen angelegten Entwicklungen, z. B. systemisch-behaviorale Therapie, hypno-systemische Therapie, systemisch-psychoanalytische Therapie. Ein Ansatz allein wird von vielen Praktikerinnen[1] offenbar als zu eng empfunden. In der Tat wird von vielen ein serieller oder paralleler Eklektizismus gelebt und praktiziert, eine „reine" Schule vertritt kaum jemand. Dies mag durchaus mit der Befundlage der Wirkfaktorenforschung in Übereinstimmung gebracht werden, welche der Kompetenz und anderen Merkmalen der Therapeutenpersönlichkeit große Bedeutung zuschreibt (Beutler et al., 2004; Webb et al., 2010). Wenn Kompetenz und Persönlichkeit gewinnbringend eingesetzt werden sollen, dann muss eine gewisse Wahlfreiheit gegenüber Behandlungstechniken bestehen, denn nicht jeder Therapeutin liegt jede Methode und Interventionsform. Präferenzen dürfen und sollen sein.

Dass therapeutische Techniken und Methoden keine wirklich tragfähige Säule für die Bestimmung einer Therapierichtung abgeben, wird auch klar, wenn man sich deren relativ geringen Beitrag am Zustandekommen von Therapieeffekten vergegenwärtigt. Etwas statistischer ausgedrückt: Interventionen erklären nur einen geringen Anteil an der Outcome-Varianz von Psychotherapien, verglichen mit Klientenmerkmalen, Therapeutenmerkmalen, der therapeutischen Beziehung oder sogenannten unspezifischen Variablen (Ahn & Wampold, 2001; Lambert & Ogles, 2004; Shapiro et al., 1994; Wampold, 2001, 2010). Wenn man bedenkt, dass trotzdem ein erheblicher Teil und Aufwand der Psychotherapieforschung der Evaluation von Interventionsmethoden gewidmet wird, stellt sich die Frage nach einer sinnvollen Ressourcenallokation der Forschung.

Die Unmöglichkeit, Therapierichtungen über die zu einem bestimmten Zeitpunkt von ihren Vertretern favorisierten Therapietechniken zu definieren, klingt bei systemischen Praktikerinnen und Praktikern an, wenn sie ihren Ansatz lieber über eine therapeutische „Haltung" charakterisieren. Doch bleibt auch hier die Frage, ob eine Haltung (wie auch immer diese aussehen und wie ehrenhaft sie auch sein möge) für die Definition einer Therapierichtung notwendig und hinreichend sein kann. Wohl kaum.

Ein immer wieder angeführtes Identitätsmerkmal systemischer Praxis sollte in ihrer Fundierung im Konstruktivismus oder in einer Kybernetik 2. Ordnung bestehen. Kybernetik 2. Ordnung bedeutet die Berücksichtigung eines „Beobachters" bei der Beschreibung oder Konstruktion von Wirklichkeit. Mit anderen Worten geht es um die Erkenntnisvoraussetzungen, die ein Erkennender in die Beobachtung oder Beschreibung von Sachverhalten einbringt. Dies zu klären mag wichtig sein, durchzieht als Anspruch aber bereits die gesamte Erkenntnistheorie (als wesentlicher Teildisziplin der Philosophie) von ihren Anfängen bis zur Gegenwart, und wird in der Psychologie vor allem von hermeneuti-

1 Für eine gendergerechte Formulierung wählen wir in diesem Buch den Weg, zwischen weiblicher und männlicher Schreibweise zu wechseln.

schen, phänomenologischen und subjektorientierten Ansätzen verfolgt. Mehrfach wurden auch in der psychologischen Diagnostik deren epistemologische, logische und methodische Voraussetzungen thematisiert (z. B. Pawlik, 1976; Westmeyer, 1972). Somit ist die Frage nach den Erkenntnisvoraussetzungen kein Spezifikum einer bestimmten Therapierichtung, wobei auffällt, dass sich systemische Ansätze mehr auf eine wie auch immer geartete Kybernetik 2. Ordnung stürzen als auf jene 1. Ordnung, also auf die konkrete systemische Modellierung der Welt. Unter dem Begriff „Kybernetik" werden übrigens heute nicht nur Regelungs- und Steuerungstheorien, sondern allgemeiner Theorien komplexer Systeme, Systembiologie oder Selbstorganisationstheorien gefasst (vgl. die vielfältigen Themen in der Zeitschrift „Biological Cybernetics").

Ob sich eine Psychotherapierichtung an eine bestimmte erkenntnistheoretische Position binden darf, bleibt kritisch zu hinterfragen. Wir meinen, dass eine solche Bindung nicht erfolgen oder gefordert werden sollte. Es ist unsere ethische Überzeugung, dass man Psychotherapeutinnen und Psychotherapeuten nicht irgendein erkenntnistheoretisches Glaubensbekenntnis abverlangen sollte, zumal bis heute unentscheidbar bleibt (und dies vielleicht auch bleiben wird), ob die erkennbare Welt das Resultat eines Konstruktionsprozesses ist oder ob Konstruktionsprozesse eben in einer realen Welt ablaufen (vgl. die ausführliche Argumentation in Haken & Schiepek, 2010, S. 318 ff.). Sicher legt gerade die Wissenschaft der Selbstorganisation mit der dort postulierten Analogie von Mustererkennen und Musterbildung im Gehirn eine konstruktivistische Haltung nahe, andererseits hätten sich viele bedeutende Systemwissenschaftler nicht als Konstruktivisten, vor allem nicht als radikale Konstruktivisten bezeichnet. Andere Positionen wie ein kritischer Rationalismus und seine Weiterentwicklungen oder ein modellabhängiger Realismus scheinen genauso plausibel. Man könnte die Welt sogar gänzlich linear und monokausal konstruieren, also völlig unsystemisch, und sie wäre damit dennoch „konstruiert". Aber eben nicht systemisch, und das wäre nicht einmal ein Widerspruch.

Ob und wie man sich zu solchen erkenntnistheoretischen Grundsatzfragen positioniert, gehört in den Bereich der philosophischen Fachdiskurse oder der persönlichen Meinungsfreiheit und Glaubensbekenntnisse, sicher aber nicht in die Definition einer Therapierichtung, erst recht nicht in die Konzeption einer schulenübergreifenden, nach vorne offenen Entwicklung der Psychotherapie. Zudem bleibt auch innerhalb der konstruktivistischen Positionen noch ein erhebliches Spektrum an Varianten offen, z. B. radikaler Konstruktivismus, sozialer Konstruktionismus, neurobiologischer oder psychologischer Konstruktivismus (also die empirische Untersuchung dessen, wie Wahrnehmung und Bedeutung im Gehirn und in mentalen Vorgängen entstehen), De-Konstruktionismus, oder andere Spielarten idealistischer Erkenntnistheorien.

Die Schwierigkeit einer klaren Definition von Systemischer Therapie ohne hinreichende oder auch nur notwendige Bestimmungsstücke spricht eher dafür, dass es sich um eine im Fluss befindliche „Familienähnlichkeit" von Merkmalen handelt, die diesen Ansatz ausmachen. Wir haben es hier übrigens keineswegs mit dem Einzelfall eines besonders schlecht definierten Ansatzes zu tun, denn auch andere Richtungen kämen bei näherem Hinsehen in ähnliche Erklärungsnotstände. Dietmar Schulte etwa formulierte auf einer Podiumsdiskussion zum 40jährigen Jubiläum der Deutschen Gesellschaft für Verhaltenstherapie, dass das vielleicht einzige Merkmal der Verhaltenstherapie, das ihm heute verbindlich erscheine, deren Bemühen um empirische Fundierung sei. Aber um eben diese bemühen sich viele Ansätze, zumindest tragen sie gerne die Fahne der Wissenschaftlichkeit und der empirischen Fundierung vor sich her. Also kein Alleinstellungsmerkmal. Auch die generelle Störungsbildorientierung, welche der wissenschaftliche Beirat Psychotherapie in Deutschland vertritt, hat inzwischen fast alle Therapierichtungen erreicht, wobei sich einige hierzu klar positionieren, andere eher ambivalent zeigen (zu letzteren gehört die Systemische Therapie).

2 Am Ende der Therapieschulen

Die Profilunschärfe von Therapierichtungen, ihre offenbar starken Überschneidungen und Durchlässigkeiten sowie die schiere Unmöglichkeit, hinreichende oder auch nur notwendige spezifische Definitionsmerkmale anzuführen, sind möglicherweise ein Symptom für die Auflösungserscheinungen einer Ära – der Ära der Therapieschulen des 20. Jahrhunderts. Im Gegenzug gibt es ein Bemühen um Integration, und die Entwicklung einer „Allgemeinen Psychotherapie" (Grawe, 1995) vor dem Hintergrund psychologischer Modelle (Grawe, 1998) oder neurowissenschaftlicher Erkenntnisse (Grawe, 2004) scheint nur konsequent. Eine eigene Fachgesellschaft widmet sich dieser Thematik (Society for the Exploration of Psychotherapy Integration) und gibt seit Jahren eine entsprechende Fachzeitschrift heraus (Journal of Psychotherapy Integration). Führende Psychotherapieforscher haben Entwürfe für eine schulenübergreifende oder schulenunabhängige Psychotherapie vorgelegt (z. B. Castonguay & Hill, 2012; Garfield, 1992, 1995; Grawe, 1998; Mahoney, 1991; Norcross & Goldfried, 1992; Petzold, 2003; Wolfe & Goldfried, 1988). Die Argumente zugunsten eines solchen Bemühens verweisen auf die zum Teil vortheoretischen und empirisch kaum geprüften Konzepte der verschiedenen Schulengründer, welche meist mehr auf Charisma denn auf Empirie gesetzt haben, auf die notwendige Begrenztheit der von persönlichen Erfahrungen geprägten Ansätze einer Entwicklungswelle der ersten Generation, auf die inzwischen unverzichtbare disziplinübergreifende Zusammenarbeit in der psychosozialen Versorgung und auf die Befundlage der Psychotherapieforschung, die den „common factors" mehr Gewicht beimisst als den spezifischen Faktoren (Duncan et al., 2010).

So wird auch der Entwurf einer systemischen Praxis vor der Herausforderung stehen, sich in den Dienst schulenübergreifender, integrativer Entwicklungen zu stellen. Paradoxerweise wäre eine systemische Praxis oder Therapie dann keine Therapieschule mehr, sondern eher ein Sammelbegriff für Vorgehensweisen oder Technologien mit explizit systemwissenschaftlichem Bezug. Die Theorien komplexer Systeme würden dabei den meta-theoretischen und metamethodischen Rahmen für eine schulenunabhängige Psychotherapie und Beratung abgeben (Haken & Schiepek, 2010; Kriz, 2010; Schiepek, 2009; vgl. unten, Kapitel 10).

Die Befundlage der internationalen Psychotherapieforschung, die sich nicht der Legitimierung einzelner Methoden oder Schulen verschrieben hat, sondern Fragen nach Wirkung und Wirkungsweise von Psychotherapie generell zu beantworten versucht (vgl. Duncan et al., 2010; Lambert, 2004) – hier also eine Art Vogelperspektive einnimmt – spricht sehr für eine schulenübergreifende Konzeption. Und sie spricht gegen ein linear-interventionistisches Verständnis von Psychotherapie, da die Bedeutsamkeit von Behandlungstechniken und Interventionen stark relativiert wird.

2.1 Welchen Beitrag leisten Interventionen und Behandlungstechniken?

In zahlreichen Studien und Metaanalysen wurde deutlich, dass der Beitrag von Interventionen und Behandlungstechniken am Therapieergebnis relativ gering ist (Lambert & Ogles, 2004; Wampold, 2010). Die Schätzungen des Anteils von Techniken am Behandlungsergebnis sind in einzelnen Studien unterschiedlich, aber konvergent in Richtung der Aussage, dass sie unter den Beiträgen von Klientenvariablen, Therapeutenvariablen und der therapeutischen Beziehung liegen. Wampold (2001) spricht von 8 % gemeinsamer Ergebnisvarianz, wobei den Unterschieden *zwischen* Behandlungskonzepten nur 1 % Varianz zukommt. Beutler et al. (2004) berichten von Korrelationen von .00 bis .11 zwischen Techniken und Outcome, was in etwa einer Effektstärke (ES) von .00 bis .20 entspricht. Shapiro et al. (1994) berichten von Zusammenhängen zwischen 0 % und maximal 15 % gemeinsamer Varianz (vgl. auch Ahn & Wampold, 2001). Diese statistischen Ergebnisse passen offenbar zur Sichtweise der Klienten selbst. Danach gefragt, was sie in Therapien als hilfreich erlebten, werden spezifische Aktivitäten oder das Durchlaufen von Therapietechniken nur selten genannt. Dagegen rangieren andere Erfahrungen an den vorderen Plätzen: das Gefühl, verstanden und akzeptiert zu werden, einen sicheren Ort zu haben, um eigene Gefühle, Gedanken und Erfahrungen zu explorieren, Unterstützung in persönlichen Krisen zu erhalten, Hilfestellung beim Erproben neuer Erfahrungen und Verhaltensweisen zu bekommen und auch Ratschläge zu erhalten (Levitt et al., 2006; für einen Überblick über weitere Studien zur Klientenperspektive s. Bohart & Tallman, 2010, S. 93).

Dennoch darf man nicht den voreiligen Schluss ziehen, dass Behandlungstechniken überflüssig seien. Immerhin strukturiert der Therapeut damit seine Arbeit, und die damit verbundenen Rituale vermitteln das Gefühl, dass etwas Wichtiges passiert. Rituale geben Struktur und Sicherheit, erfordern vom Klienten Aktivität und transportieren das Rationale und die Erklärungsprinzipien der Therapie. Es kommt aber offenbar sehr viel weniger darauf an, *was* gemacht wird, als darauf, dass der Klient das Vorgehen akzeptiert, dass er ihm Sinn beimisst, es zu seinen Werten und zu seinem Weltbild passt und schließlich sein aktives Engagement unterstützt. Dann ist in der Tat weder strukturell noch im Effekt ein substanzieller Unterschied zwischen Placebo-Interventionen und Therapietechniken festzustellen (Anderson et al., 2010; Baskin et al., 2003).

2.2 Laien in der Psychotherapie

In eine ähnliche Richtung weisen Befunde, die Laien, also Personen ohne spezifisches Fachwissen und ohne Psychotherapieausbildung, und sogenannten „Para-Professionellen", d. h. Personen, die zwar im Gesundheitsbereich tätig sind, aber über keine oder eine nur sehr eingeschränkte Psychotherapieausbildung verfügen, erstaunlich erfolgreich durchgeführte Therapien attestieren. Metaanalysen bescheinigen ihnen im direkten Vergleich eine ähnliche Wirksamkeit wie professionellen Psychotherapeuten (z. B. Gunzelmann et al., 1987; Hattie et al., 1984). Ob man dies nun als Argument für die Bedeutung natürlicher sozialer Kompetenzen oder anderer Bedingungen interpretieren mag: Sicher verfügen Laien nicht über spezifische Behandlungstechniken. Keineswegs eindeutig ist zudem die Befundlage zu den Effekten von Therapieausbildung und Training (z. B. Dauer der Ausbildung, Umfang der Selbsterfahrung) auf das Behandlungsergebnis (Lambert & Ogles, 2004): Dieser intuitiv plausible Effekt wurde immer wieder empirisch angezweifelt und hat sich als vergleichsweise gering herausgestellt (z. B. Anderson, 1999; Anderson et al., 2010; Beutler et al., 2004).

2.3 Der „Dodo-Bird"-Effekt

Ein starkes Argument gegen die Organisation der Psychotherapie nach Schulen liefert der sogenannte *dodo bird effect* („Everyone has won and all must have prizes"). Seit Saul Rosenzweig 1936 mit diesem Konzept die Annahme in Frage stellte, dass sich eine Überlegenheit irgendeiner Therapierichtung oder Methode gegenüber irgendeiner anderen nachweisen lassen könnte, erhitzt es die Gemüter. Verständlicherweise gefällt das Konzept niemandem, der sich mit einer bestimmten Therapierichtung identifiziert, und auch niemandem, der Zeit, Mühe und Geld in Legitimationsstudien eines Behandlungsansatzes (z. B. in Randomized Controlled Trials) investiert.

Im Anschluss an die prominenten Metaanalysen von Luborsky et al. (1975), Smith und Glass (1977) und Smith et al. (1980) konnten die meisten statistischen Übersichtsarbeiten auch und gerade mit zunehmend elaborierterer Methodik keine substanziellen Unterschiede in der Wirksamkeit von Behandlungsansätzen finden (für einen Überblick s. Wampold, 2001, S. 72 ff.; Wampold, 2010, S. 56 ff.). Natürlich gibt es auch Gegenbeispiele, wie etwa Grawe und Mitarbeiterinnen (1994), die keinen Nulleffekt zwischen den Therapierichtungen gelten lassen wollten. Zahlreiche Metaanalysen sprechen allerdings gegen die systematische Überlegenheit eines Ansatzes, sogar innerhalb spezieller Diagnosegruppen (z. B. Ahn & Wampold, 2001; Benish et al., 2008; Robinson et al., 1990; Shapiro & Shapiro, 1982; Wampold et al., 2002). Gleiches trifft auch auf Vergleiche zwischen verschiedenen Ansätzen der Paar- und Familientherapie zu (Christensen & Heavey, 1999; Dunn & Schwebel, 1995; Shadish & Baldwin, 2002, 2003; Shadish et al., 1993; Sparks & Duncan, 2010).

Exemplarisch für die Prüfung der „Dodo bird conjecture" sei die sophistiziert durchgeführte Metaanalyse von Wampold et al. (1997) erwähnt, in die 277 Studien aus den Jahren 1970 bis 1995 mit direkten Vergleichen zwischen solchen Therapieformen einbezogen wurden, die als therapeutisch wirksam intendiert waren (sog. „Bona fide Therapien", was bedeutet, dass die Therapien nicht nur halbherzig als Kontrollbedingung mit geringer Wirksamkeitserwartung, sondern als vollwertige Therapieformen mit gegebener Erfolgserwartung durchgeführt wurden). Auf eine Klassifikation der in den Studien verglichenen Therapiemethoden nach Therapieschulen verzichteten die Autoren (nicht zuletzt aufgrund der völlig diffusen Grenzziehungen bei der gebräuchlichen Zuordnung von Methoden/Behandlungstechniken zu „Schulen"). Benutzt wurde eine Teststatistik unter angemessener Berücksichtigung von Verteilungsannahmen (Hedges & Olkin, 1985). Wurden den Effektstärken der paarweisen Vergleiche ausschließlich positive Vorzeichen zugeteilt, so resultierte eine durchschnittliche Effektstärke von .20. Dies ist ein geringer Effekt (vgl. Wampold, 2001, S. 53) und kann als Abschätzung der Obergrenze differenzieller Treatmenteffekte herangezogen werden. Weist man den Effektstärken der einzelnen Treatmentvergleiche positive und negative Vorzeichen nach Zufall zu, resultiert eine Zufallsverteilung um einen Mittelwert von Null, bei der die meisten Effektstärken dicht um Null lagen. Dies entspricht der Erwartung des „Dodo bird"-Effekts. Um die Hypothese zu widerlegen, hätte eine wesentlich breitere und flachere Verteilung um Null erkennbar sein müssen (im eindeutigen Fall sogar eine zweigipflige Verteilung), die durch eine größere Zahl ausgeprägter Effektstärken, d. h. Wirksamkeitsunterschiede zwischen Treatments zustande gekommen wäre. Keine Unterschiede ergaben sich, wenn man die verglichenen Treatments nach Ähnlichkeitsklassen einteilte. Deutlich unähnliche Behandlungsformen wiesen keine ausgeprägteren Wirksamkeitsunterschiede auf als ähnliche Behandlungsformen. Auch das Publikationsjahr, das mit der methodischen Qualität der untersuchten Studien korreliert sein könnte (neuere Studien sind vielleicht methodisch besser), hatte keinen Einfluss auf die Treatmentunterschiede.

Der „Dodo Bird"-Effekt bleibt bis auf weiteres ein starkes Argument. In seiner Übersichtsarbeit von 2010 zieht Bruce Wampold den lapidaren Schluss: „Clinical trials comparing two treatments should be discontinued" (S. 71). In freier Übersetzung: Weitere Investitionen in kompetitive Therapievergleiche lohnen sich nicht mehr, die Ressourcen sollten in andere Entwicklungen der Therapieforschung investiert werden.

2.4 Allegiance: Die Identifiziertheit mit dem eigenen Ansatz

Mögliche Unterschiede in der Wirksamkeit einzelner Ansätze relativieren sich einmal mehr, wenn man eine wichtige konfundierende Variable berücksichtigt und die daraus resultierenden Biases kontrolliert, nämlich die selektive Identifiziertheit der beteiligten Forscher und Therapeuten mit den untersuchten Ansätzen (sog. „allegiance", z. B. Wampold, 2001, 2010). Dass Forscher und Therapeuten eine emotionale Bindung, Identifikation und Überzeugtheit von und mit ihren Konzepten und Vorgehensweisen an den Tag legen und in mehr oder weniger subtiler Weise an ihre Klienten kommunizieren, ist menschlich. In der Praxis macht dies wohl einen Teil der Glaubwürdigkeit und der fachlichen Autorität des Therapeuten, aber auch der Vermittlung von Hoffnung und Zuversicht an den Klienten aus.

In verschiedenen Metaanalysen wurde versucht, die Effektstärken der Allegiance abzuschätzen. Dush et al. (1983) kommen dabei auf Werte zwischen .60 und .70 (bezogen auf unterschiedliche Ansätze kognitiver Therapien), Berman et al. (1985) im Rahmen eines Vergleichs von Studien zu kognitiver Therapie und systematischer Desensibilisierung auf eine Effektstärke von .65, und Robinson et al. (1990) bei einer Untersuchung von Studien zur Depressionsbehandlung auf eine durchschnittliche Korrelation von .58 zwischen Methodenidentifikation und Therapieeffekt, was einer Determination von 34 % der Ergebnisvarianz entspricht. Gaffan et al. (1995) stellten dagegen fest, dass bei einem Vergleich von früher und später durchgeführten Studien zur kognitiven Therapie der Zusammenhang zwischen Allegiance und Behandlungsergebnis verschwand. Mit Ausnahme dieser Studie, so resümiert Wampold (2001, S. 168), erreichen die Effekte der Methodenidentifikation ES-Werte um .65, was weit über die in Metaanalysen abgeschätzte Obergrenze für die differenzielle Effektstärke von Behandlungstechniken hinausgeht. Wie bereits erwähnt, liegt diese Obergrenze nach Wampold bei .20, was bedeutet, dass der Beitrag der Technik-Komponente zum Gesamtergebnis von Psychotherapien geringer ist als der Beitrag von Allegiance und anderer Komponenten (z. B. Beziehungsqualität, Motivation und andere Klientenmerkmale, Therapeutenmerkmale, oder eben Methodenidentifikation; vgl. die Übersichtsarbeiten von Lambert, 1992; Miller et al., 1997; Orlinsky et al., 1994; Shapiro et al., 1994; Stiles et al., 1994).

2.5 Sudden Changes

In den letzten Jahren konnte eine wachsende Anzahl von Studien diskontinuierliche, sprunghafte Veränderungen in der Entwicklung der Klienten nachweisen (die erste Publikation hierzu wurde von Ilardi und Craighead 1994 vorgelegt, vgl. Abb. 2). Solche Veränderungsmuster werden als „early sudden changes“ oder „sudden gains“ bezeichnet (bei plötzlichen Verschlechterungen im Verlauf spricht man von „sudden losses“). Eine Definition von Tang und DeRubeis (1999a) fordert für solche Phänomene, dass sie

a) eine erkennbare absolute Größe aufweisen,
b) eine deutliche relative Größe zur Symptomausprägung vor dem Veränderungssprung haben und
c) auch in Relation zu Symptomfluktuationen vor dem Veränderungssprung deutlich sind.

Wurden zunächst diskontinuierliche Veränderungen vor allem in der Behandlung von Depressionen festgestellt (z. B. Busch et al., 2006; Hayes et al., 2007a,b; Ilardi & Craighead, 1994, 1999; Kelly et al., 2005, 2007a; Tang & DeRubeis, 1999a,b; Tang et al., 2005, 2007; Vittengl et al., 2005), zeigte sich, dass das Phänomen keineswegs eine Therapiebesonderheit depressiver Klienten ist, sondern auch bei anderen Störungsbildern wie Bulimie, Alkoholmissbrauch oder Zwangsstörungen auftritt (Heinzel et al., 2011; Schiepek et al., 2009; Stiles et al., 2003; Wilson, 1999).

In einer eigenen Studie (Schiepek et al., 2009) konnten wir eine zeitliche Koinzidenz zwischen der diskontinuierlichen Symptomreduktion einer Zwangspatientin (erfasst im wöchentlichen Rhythmus mit der Yale-Brown Obsessive Compulsive Scale [Y-BOCS], Goodman et al., 1989) und deutlichen Veränderungen der neuronalen Aktivität feststellen, wobei letztere mit wiederholt durchgeführter funktioneller Magnetresonanztomografie (fMRT) im Therapieverlauf erfasst wurde (individualisiertes Stimulationsparadigma mit symptomprovokativen Bildern im Kontrast zu Ekelbildern und neutralen Bildern). Der steilste Veränderungsgradient von Zwangshandlungen und Zwangsgedanken sowie der neuronalen Aktivitätsmuster trat bemerkenswerter Weise zeitlich *vor* der zentralen Intervention, nämlich einer massierten Reizkonfrontation (exposure with response prevention) auf (vgl. auch Kapitel 9.3, Abb. 32).

Diskontinuierliche Veränderungen können mit ganz unterschiedlichen Outcome-Maßen und Symptomskalen abgebildet werden und sind weder auf manualisierte kognitive Therapien noch auf das standardisierte Setting randomisierter Vergleichsstudien beschränkt (Tang et al., 2002). Stiles et al. (2003) fanden „sudden gains“ bei unterschiedlichen Diagnosegruppen und Behandlungsansätzen in der therapeutischen Routineversorgung, Stulz et al. (2007) dokumentierten „sudden changes“ in der ambulanten Alltagspraxis, und Kelly

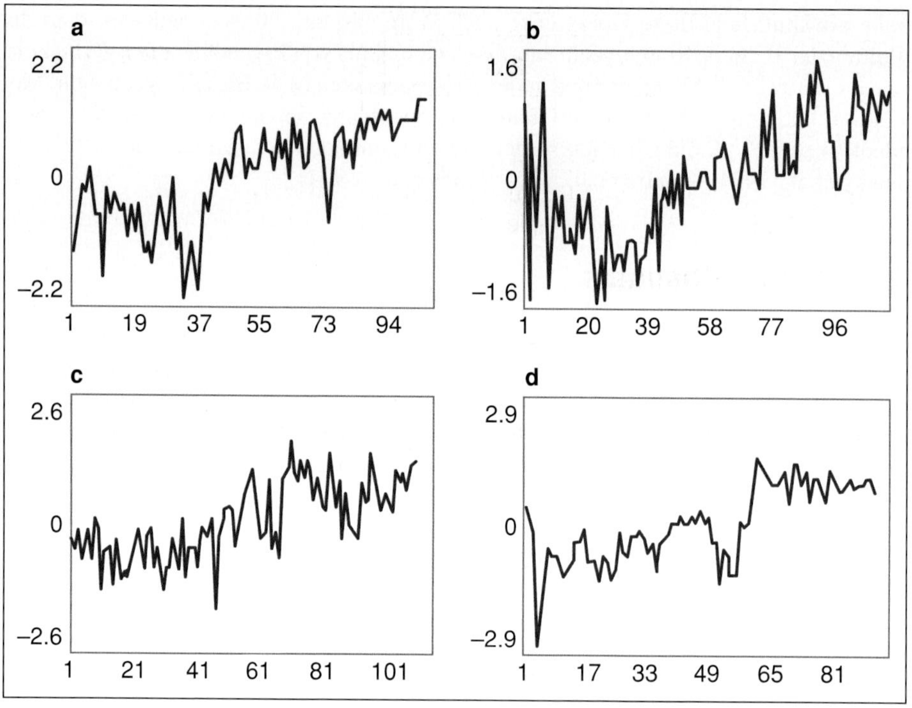

Abbildung 2: Die Entwicklung des Faktors „Therapeutische Forstschritte/Zuversicht/Selbstwirksamkeit" des Therapie-Prozessbogens (TPB, Haken & Schiepek, 2010; Schiepek et al., 2012) bei vier verschiedenen Klienten. Erfasst mit dem Therapie-Prozessbogen (TPB; Haken & Schiepek, 2010; Schiepek et al., 2012), tägliche Einschätzungen mit Hilfe des Synergetischen Navigationssystems (SNS). x-Achse: Tage. (a) Klientin mit der Diagnose „rezidivierende depressive Störung"; (b) Klient mit der Diagnose „Zwangsstörung"; (c) Klient mit der Diagnose „Panikstörung"; (d) Klientin mit der Diagnose „rezidivierende depressive Störung". Die Faktorenverläufe des TPB sind z-transformiert, d. h. in Einheiten von Standardabweichungen um einen Mittelwert von 0 dargestellt.

et al. (2005) in Gruppentherapien. Spontane Symptomveränderungen treten offenbar auch ohne Interventionen und außerhalb von Therapien auf (Kelly et al., 2007b). Auch die vielzitierten *pre-session changes*, also Veränderungen zwischen dem Entschluss zur Therapieaufnahme oder verbindlicher Anmeldung und erster Sitzung oder Klinikaufnahme passen in dieses Bild (Lawson, 1994; Weiner-Davies et al., 1987), sowie Berichte über *quantum changes*, also spontane persönliche Veränderungen mit und ohne Therapie (Miller & C'de Baca, 2001). Es handelt sich offenbar um ein sehr universelles und robustes Phänomen, das in deutlichem Kontrast zu klassischen Vorstellungen einer kontinuierlichen und stetigen Veränderung steht (vgl. Abb. 3).

Diskontinuierliche Verlaufsmuster scheinen die Regel und nicht die Ausnahme zu sein, wobei spontane, substanzielle Verbesserungen häufig bereits früh im Verlauf eintreten und charakteristisch für langfristig positive Entwicklungen sind. Mehrere Autoren sehen darin

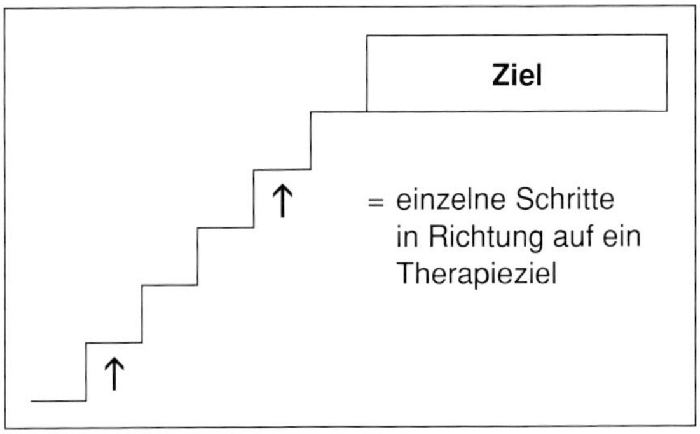

Abbildung 3:
Frühere Modelle suggerierten einen linearen und stetigen Therapieverlauf von einem Ist- oder Problemzustand zu einem Soll- oder Lösungszustand (aus Reinecker, 1987, S. 60).

sogar eine notwendige Voraussetzung für das Erreichen eines Therapieerfolgs (Kelly et al., 2005; Stiles et al., 2003; Tang & DeRubeis, 1999a). Trotzdem sind die Wirkmechanismen im Rahmen linearer Input-Output-Modelle und stetiger Dosis-Wirkungs-Kurven kaum erklärbar. Es handelt sich um eine Anomalie des klassischen Modells: schwer verstehbar, wie zum Beispiel kognitive Umstrukturierungen ohne kognitive Interventionen stattfinden können. Versuche, relevante Veränderungen in anderen Variablen vor der Symptomveränderung als kausale Agenten für „sudden changes“ zu finden, führten zu keinen klaren Ergebnissen. Kelly et al. (2005) konnten keine vorangehenden Veränderungen im Selbstwertgefühl, im Attributionsstil, in eventuell parallel laufenden anderen Therapien oder in der Medikation vor „sudden gains“ finden. Versucht wird eine Einordnung des Phänomens in allgemeine Wirkfaktoren wie die Induktion positiver Erwartungen und Hoffnungen oder eine gute Therapeut-Klient-Beziehung (Ilardi & Craighead, 1994, 1999).

2.6 The Heroic Client

Einen wesentlichen, vielleicht den wesentlichsten Teil am Therapieergebnis dürfte der Klient selbst beisteuern („the heroic client“, wie ein Buchtitel von Duncan et al. aus dem Jahr 2004 lautet). Orlinsky et al. (2004, S. 324) bezeichnen „… the quality of the patient's participation […] as the most important determinant of outcome“. Im Einzelnen zählen sie Aspekte auf wie Kooperation und Kooperationsbereitschaft des Klienten, das Erleben der Therapiebeziehung durch den Klienten, den Beitrag des Klienten zur Beziehungsqualität, die Eignung für und Passung des Klienten zum Therapieangebot, seine emotionale Expressivität, die Bestätigung, die der Therapeut durch den Klienten erfährt (sic!), die emotionale und verbale Öffnung des Klienten, oder die *self-relatedness* und Aufnahmebereitschaft des Klienten für Therapieangebote. Im „Generic Model“ von Orlinsky et al. (2004, S. 321) gibt es keine direkte Wirkung von Interventionen auf den Effekt (sei es auf den in-session impact oder den post-session impact), da diese essenziell von der Aufnahmebereitschaft und der self-relatedness des Klienten abhängt. Neben den genannten Aspekten kommt es ganz wesentlich auf die intrinsische Veränderungsmotivation des Klienten an (Grawe, 1995, 1998). Jeder Leidensdruck, jeder Druck von außen und alle extrinsische Motivation braucht gewissermaßen eine Transformation in eine persönliche Motivation und in Annäherungsziele, um für den Veränderungsprozess zur Triebfeder zu werden.

Asay und Lambert (1999) schreiben dem Klienten und den Bedingungen im unmittelbaren Lebensumfeld des Klienten 40 % der Outcome-Varianz zu. Wenn Wampold (2001) (nur) 13 % des gesamten Therapieergebnisses durch therapiebezogene Faktoren im engeren Sinne bedingt sieht (Therapeut, Therapieansatz und Techniken, Therapiebeziehung, Allegiance, Placebobedingungen), dann müsste – so der Umkehrschluss von Bohart und Tallman (2010, S. 84) – auch nach Abzug von Error-Varianz ein Riesenanteil auf den Klienten und seine Lebensbedingungen zurechenbar sein.

Vielen Menschen gelingt es, vorübergehende psychische Probleme aus eigener Kraft zu bewältigen (Gurin, 1990). Lambert et al. (1986) schätzen, dass 40 % der Menschen mit diagnostizierbaren Problemen diese ohne professionelle Unterstützung oder Interventionen selbst lösen können. Solche Entwicklungen werden als „spontaneous recovery" oder – vor allem bei Kindern und Jugendlichen – als Resilienz bezeichnet. Bei Vorgängen der „Selbstheilung" oder der Problemlösung aus Eigeninitiative spielen der betroffene Mensch selbst und sein soziales Umfeld (z. B. Ressourcenpersonen und andere aktivierbare Ressourcen) die entscheidende Rolle. Eine Übernahme der Patienten- oder Klientenrolle findet nicht statt, ebenso wenig Kontakte zu professionellen Helfern. Auch bei gravierenden oder bei chronifizierten Problemen mit Krankheitswert (Bordeline-Persönlichkeitsstörungen, Sucht, Posttraumatischen Belastungsstörungen) scheinen positive Entwicklungen ohne professionelle Hilfe in vielen Fällen möglich (Skodol et al., 2007; Tedeschi & Felson, 1994; Tedeschi et al., 1998; Zanarini et al., 2006). Hinzu kommen die belegte Wirksamkeit von niedrigschwelligen Internettherapien (Barak et al., 2008; Bee et al., 2008; Knaevelsrud & Maercker, 2007; Lange et al., 2004; Spek et al., 2007) oder die Effekte der Selbsthilfeliteratur (Norcross, 2006). Gregory et al. (2004) fanden in einer Metaanalyse zur Wirkung von Bibliotherapie eine Effektstärke von .77, was in der Größenordnung von ambulanter Einzeltherapie liegt.

Psychotherapie kann also mit Fug und Recht als professionell gecoachter oder begleiteter Prozess der Selbsthilfe oder der Selbstveränderung („self-change") interpretiert werden (z. B. Bohart & Tallman, 2010; Prochaska et al., 1994). Im Verlauf von professionellen Therapien gibt es für Klienten zahlreiche Möglichkeiten, Eigenaktivität und Initiative zu übernehmen. Verschiedene Übersichtsarbeiten weisen auf die Bedeutung der Wahrnehmung des Geschehens und der Therapiebeziehung durch den Klienten hin, sowie auf dessen Kreativität, Aktivität und Reflektiertheit (z. B. Clarkin & Levy, 2004; Garfield, 1994; Bohart & Tallman, 2010).

Aber nicht nur die Therapeutin coacht die Klientin auf ihrem persönlichen Entwicklungsweg, sondern auch umgekehrt: die Klientin coacht die Therapeutin. Insbesondere die Control Mastery Theory (Brockmann & Sammet, 2003; Curtis & Silberschatz, 1996; Weiss, 1993) hat herausgearbeitet, dass und wie die Klientin die Therapeutin subtil und unbewusst anleitet, ihr korrigierende Erfahrungen möglich zu machen und Szenarien zu realisieren, die im Sinne ihres Gesundungsplans wirken. Die Klientin konstelliert Situationen, die der Therapeutin eine sogenannte „Pro-Plan-Intervention" nahelegen – sie muss es dann nur noch verstehen und darf es nicht verpassen. In einer Analyse der therapeutischen Mikrointeraktion mittels Sequenzieller Plananalyse (Erfassung von interaktionellen Plänen der Klientin und der Therapeutin im 10-Sekunden-Takt, Strunk & Schiepek, 2002) konnten wir feststellen, dass Therapeutin und Klientin abwechselnd die Führung im Prozess übernehmen. Mittels nichtlinearer Analyse der Kopplung zwischen den Zeitreihen (Pointwise Conditional Coupling Divergence [PCCD]) war zu erkennen, dass jeder der Interaktionspartner einmal die Führung übernimmt und auf die Dynamik des anderen einwirkt, die Kopplungskräfte also in beide Richtungen gehen (Haken & Schiepek, 2010, S. 525 ff.).

2.7 Sollen wir uns an Manualen orientieren?

Während die „allegiance", also die Identifiziertheit des Therapeuten mit seinem Ansatz eine bedeutsame Rolle spielt, ist das für die „adherence", d. h. die Manualtreue offenbar nicht der Fall. Es scheint so, dass weder die Manualisierung des Vorgehens selbst noch die Manualtreue des Therapeuten substanziell zum Therapieerfolg beitragen – insbesondere wenn man zwischen Manualtreue und therapeutischer Kompetenz unterscheidet (Beutler et al., 2004; Robinson et al., 1990; Wampold, 2001).

> „The meta-analytic evidence suggests that the use of manuals does not increase the benefits of psychotherapy. In the area of depression, manual-guided treatments do not result in superior outcomes to non-manualized treatments. Moreover, it appears that treatments admimistered in clinically representative contexts are not inferior to treatments delivered in strictly controlled clinical trials, where adherence to treatment protocols is expected" (Wampold, 2001, S. 175).

Wie sehr sich Therapeuten an Manualen orientieren, hängt scheinbar nicht nur davon ab, ob sie darauf hin trainiert wurden, sondern auch vom anfänglichen Therapieerfolg des Klienten. Verbesserungen in den ersten drei Sitzungen konnten in einer Studie von Barber et al. (1996) die Manualtreue in der darauf folgenden Sitzung vorhersagen. Die Beziehung zwischen Therapieergebnis und Manualtreue wird demnach von der Compliance und der Motivation des Klienten beeinflusst. Vielleicht ist es aus Sicht des gesunden Menschenverstands sinnvoll, dass der sich abzeichnende Erfolg den Grad bestimmt, in dem man als Therapeut an einer vorgezeichneten Strategie festhält.

Im Rahmen des NIMH-Depressions-Projekts konnten Shaw et al. (1999) zeigen, dass therapeutische Kompetenz nur dann zum Prädiktor für Therapieerfolg wird, wenn man die Varianz der Variable „Manualtreue" herauspartialisiert. Hat Manualtreue potenziell schädigende Wirkung, weil sie den Effekt der therapeutischen Kompetenz nicht zur Wirkung kommen lässt? Wenn Therapeuten auftretende Beziehungsprobleme und Zweifel des Klienten am Vorgehen durch verstärktes Festhalten am Therapierationale und intensivierte Überzeugungsarbeit dem Klienten gegenüber zu lösen versuchen, kann sich solches Festhalten in der Tat negativ auf die Qualität der Therapiebeziehung auswirken (Castonguay et al., 1996). In geradezu paradoxer Weise beeinflusste das Festhalten am Konzept einer „Time-Limited Dynamic Therapy" (Henry et al., 1993a,b) die interpersonale Qualität dieser Therapie in ungünstiger Richtung. Überraschend war dieser Befund deshalb, weil das Konzept dieser Therapie gerade dazu entwickelt worden war, Beziehungsaspekte zu verbessern, etwa indem Therapeuten lernten, auf schwieriges und negatives Klientenverhalten nicht feindselig und ungehalten zu reagieren. Dies taten sie denn auch nicht, aber es wirkte sich trotzdem nicht auf die Therapie aus: „Attempts at changing or dictating specific therapist behaviors may alter other therapeutic variables in unexpected and even counterproductive ways" (Henry et al., 1993b, S. 438).

Aus einer systemischen Sichtweise, welche die nichtlineare Dynamik und Individualität des komplexen Systems „Therapie“ betont, stehen Manualisierungen und Standardisierungen des Behandlungsablaufs im Widerspruch zur notwendigen Prozessorientierung und Adaptivität des Vorgehens. Die ihnen zugeschriebenen Funktionen (z. B. die Begründung des therapeutischen Vorgehens, die Orientierung und Strukturierung der Arbeit, die Möglichkeit einer Zuordnung von konkretem Vorgehen und Therapieergebnis, und die Erzeugung von Transparenz nach Außen), können inzwischen auch und besser von internetbasierten Dokumentations- und Prozessmonitoring-Verfahren übernommen werden (Lambert et al., 2005; Lutz et al., 2010; Schiepek & Aichhorn, 2013).

2.8 Die Therapeutin

Trotz der Effekte von Internettherapien, Selbsthilfeliteratur und selbstinitiierten Veränderungen der Lebensführung gibt es einen breiten Konsens, dass die Therapeutin in der Psychotherapie eine zentrale Rolle spielt. Fokussiert wird dabei primär auf ihre Persönlichkeit, auf soziale und andere Kompetenzen, Empathiefähigkeit, Erfahrung, auf Glaubwürdigkeit, Echtheit und Authentizität (also die alten „Rogers-Variablen“; vgl. aktuell Höger, 2006), weniger dagegen auf Schulenzugehörigkeit und theoretische Orientierung. Letzteres spielt eine nur marginale Rolle. Die Effektstärke der Therapeutenvariablen wird von Wampold (2001, S. 184 ff. und S. 205) auf .50 bis .60 geschätzt.

Angesichts des Einflusses von Therapeutenmerkmalen auf das Therapieergebnis scheint der Spielraum bedeutsam, den Therapeuten bei der Ausgestaltung des Prozesses haben. Dieser bezieht sich auf die Wahl der konkreten Therapietechniken, die nicht nur zum Klienten und zum Prozess, sondern auch zur Persönlichkeit und zum Stil des Therapeuten passen müssen. Es ist wichtig, dass er sich authentisch und sicher fühlen kann. Zudem bezieht sich der Spielraum auf die Mikroprozesse der Beziehungsgestaltung, also auf die Art, wie der Therapeut auf den Klienten eingeht und wie er den Verlauf aktiv mitgestaltet.

2.9 Die therapeutische Beziehung

Last, but not least der Hinweis auf *das* Thema, welches sich wie ein roter Faden durch Praxis und Forschung zieht, nämlich die Qualität der therapeutischen Beziehung (Grencavage & Norcross, 1990; Norcross, 2002, 2010; Norcross & Lambert, 2005). „The alliance between the client and the therapist is the most frequently mentioned common factor in the psychotherapy literature“ (Wampold, 2001, S. 149). Wolfe und Goldfried (1988, S. 449) bezeichnen sie als die „quintessential integrative variable“ der Psychotherapie. Metaanalysen zum Zusammenhang zwischen Therapiebeziehung und Therapieergebnis liegen unter anderem von Horvath und Symonds (1991) und Martin et al. (2000) vor. Wampold schätzt die Effektstärke der „working alliance“ auf .45. Und auch die Klienten selbst nennen die therapeutische Beziehung an prominenter Stelle, wenn sie retrospektiv gefragt werden, was zu ihrem Therapieerfolg beigetragen hat (Elliott & James, 1989; Sloane et al., 1975). Von den verschiedenen möglichen Perspektiven auf den Zusammenhang zwischen der Qualität der therapeutischen Beziehung und dem Behandlungserfolg ist die Perspektive der Klienten die wichtigste, d. h. der Zusammenhang zwischen Outcome und Klientenwahrnehmung der Beziehungsqualität ist enger als der zwischen Outcome und der Beurteilung der Beziehung durch den Therapeuten oder durch Dritte (z. B. mittels Fremdratings oder Videoanalysen) (Horvath & Symonds, 1991; Orlinsky et al., 1994).

Einen positiven Einfluss auf die Qualität der Beziehung haben nach Norcross (2010, S. 118 ff.) unter anderem folgende Faktoren:
- die Empathie des Therapeuten (ES: .32; Bohart et al., 2002),
- die Stärke der Arbeitsbeziehung („working alliance") mit den Komponenten (a) Übereinstimmung in den Therapiezielen, (b) Übereinstimmung in den Arbeitsschritten und Aufgaben des Klienten, und (c) emotionale Bindung,
- positive Wertschätzung („positive regard"),
- Kongruenz, Echtheit und persönliche Integrität des Therapeuten,
- angemessenes Feedback über die Wirkung des Klientenverhaltens und seine Therapiefortschritte,
- Korrektur von Brüchen und Konflikten in der Arbeitsbeziehung („repair of alliance ruptures") (vgl. Gumz et al., 2012a),
- Zielübereinstimmung (ES: .72) und Kooperation (ES: .68) (Tryon & Winograd, 2011),
- die Art, wie sich der Therapeut als Person und mit eigenen Erfahrungen in die Therapie einbringt („self-disclosure"),
- der Umgang des Therapeuten mit Gegenübertragungen,
- die Qualität und Art der Interpretation von Beziehungserfahrungen und interaktionellen Phänomenen durch den Therapeuten,
- in Gruppentherapien: die Gruppenkohäsion.

2.10 Psychotherapie als komplexes System

Das Zusammenspiel der angesprochenen Variablen und Komponenten konstituiert ein komplexes System, welches zu vielfältigen und hochgradig individuellen Verläufen führen kann. Verschiedene Autoren sprechen dies deutlich an, z. B. Clarkin und Levy (2004, S. 215): „The client variables are in a dynamic and ever changing context of therapist variables and behaviour". Allerdings fehlen bislang klare systemische Modelle über das Zusammenwirken dieser Faktoren. Wir können davon ausgehen, dass die Wechselwirkungen zwischen den Faktoren nichtlinearer Natur sind, was bedeutet, dass es zwischen ihnen keine proportionalen und linearen (also durch eine Gerade darstellbaren) Relationen gibt. Insofern sind die Abschätzungen von Varianzanteilen einzelner Komponenten am Therapieergebnis nur als grober Hinweis auf die mehr oder weniger große Bedeutung der einzelnen Aspekte zu werten. Im Einzelfall können sehr kleine Unterschiede in der Ausprägung eines Faktors heftige Konsequenzen haben, etwa dann, wenn selbstorganisierte Schwellen überschritten oder Übergänge in veränderte dynamische Muster getriggert werden. In diesem Fall verhalten sich die Komponenten nicht additiv. Ein Anspruch der Forschung könnte es sein, qualitative Modelle des Zusammenspiels von therapierelevanten Faktoren explizit und formalisierbar zu machen, um Therapieprozesse in Computersimulationen durchzuspielen.

Ein Beispiel für ein Wirkungsmodell therapierelevanter Faktoren gibt Abbildung 4. Es wurde in Anlehnung an Grawe (1995) entworfen (Schiepek & Cremers, 2003) und enthält Aspekte wie die Sinnhaftigkeit einer angetretenen Therapie für den Klienten sowie den Bezug zu dessen Lebensentwurf, die Aktivierung und Nutzung von persönlichen Ressourcen, die Qualität der Therapiebeziehung, die Aufnahmebereitschaft für therapeutische Angebote, die Entwicklung von erlebter Kongruenz (Grawe, 2004), Selbstwirksamkeit und Selbstwertgefühl oder die für den Klienten erkennbaren Therapieforschritte. Das Zusammenspiel der Faktoren konvergiert zu dem oder den Kontrollparametern des Systems.

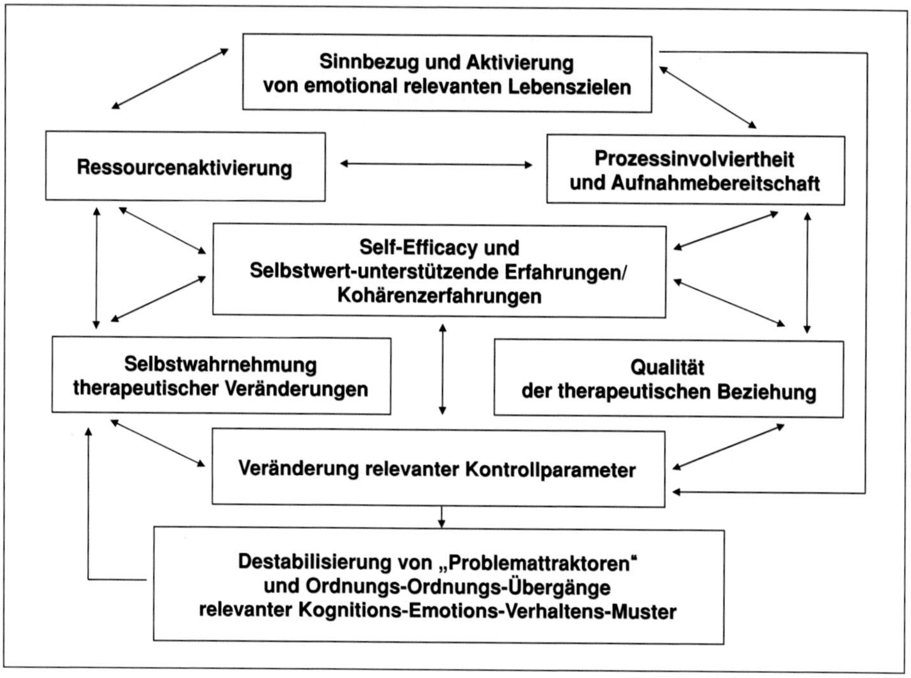

Abbildung 4: Netzwerkmodell therapierelevanter Konstrukte. Es kann angenommen werden, dass die nichtlinearen Wechselwirkungen zwischen den Variablen im Einzelfall den therapeutischen Prozess konstituieren. Eine genaue Spezifikation dieser Wechselwirkungen und der sie bestimmenden Parameter liegt allerdings in der Psychotherapieforschung bislang nicht vor (aus Schiepek & Cremers, 2003, S. 186).

In der Theorie selbstorganisierender Systeme versteht man unter Kontrollparametern jene Größen, durch deren Veränderung ein bestehender Systemzustand aus einem vorübergehend stabilen dynamischen Zustand „geschoben" wird (Haken & Schiepek, 2010). In vielen Fällen hat das mit der energetischen Anregung eines Systems zu tun, wobei die Parameter meist die Wechselwirkung der Teile oder Faktoren verändern. Dies führt schließlich zur Destabilisierung eines dynamischen Musters (Grawe, 1998, spricht im therapeutischen Kontext von „Problemattraktoren") und zum Übergang in neue Muster. Da wir es beim Menschen praktisch immer mit integrierten Gestalten aus Kognitionen

(z. B. Wahrnehmungen, Bewertungen, Intentionen), Emotionen und Verhalten zu tun haben, wählen wir hierfür die Bezeichnung „Kognitions-Emotions-Verhaltens-Muster" (KEV-Muster).

Eine regelmäßige Erfassung therapierelevanter Faktoren macht Übergänge zwischen dynamischen Mustern sichtbar (vgl. Abb. 5). Wir haben es dabei nicht nur mit „sudden gains" oder „sudden losses" der Symptombelastung oder Problemintensität zu tun, sondern mit der Nicht-Stationarität verschiedener therapierelevanter Faktoren. Der Begriff „Nicht-Stationarität" bezeichnet qualitative Veränderungen in der Dynamik eines Systems.

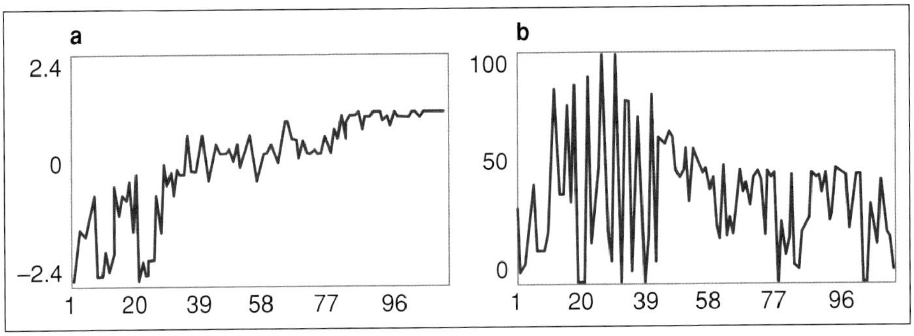

Abbildung 5: Beispiele für die Veränderung dynamischer Muster im Therapieverlauf. Dargestellt ist die Entwicklung des Faktors „Therapeutische Forstschritte/Zuversicht/Selbstwirksamkeit" des Therapie-Prozessbogens (TPB, Haken & Schiepek, 2010; Schiepek et al., 2012) (a) bei einem Klienten mit der Diagnose „rezidivierende depressive Störung" und (b) die Dynamik des Selbstwertgefühls (ebenfalls im TPB) einer Klientin mit der Diagnose „Borderline-Persönlichkeitsstörung". In (a) zeigt sich ein Übergang von einem rhythmischen Muster in eine stabile und stetige Verbesserung, in (b) ein Übergang von hochfrequenten (täglichen) Schwankungen in ein stabileres Muster geringer Varianz und dann in unregelmäßige Schwankungen nach unten.

Gegeben die konzeptionelle Unschärfe der Systemischen Therapie, die skizzierte Befundlage der Psychotherapieforschung und die systemischen Eigenschaften der Psychotherapie (Komplexität im Zusammenspiel der Faktoren und in der daraus resultierenden Dynamik) wäre es nur konsequent, systemische Praxis schulenübergreifend und integrativ zu denken. Psychotherapie kann dabei als ein *dynamisches und adaptives Schaffen von Bedingungen für selbstorganisierten Musterwandel im bio-psycho-sozialen System des (oder der) Klienten* verstanden werden. Da solche Selbstorganisationsprozesse in Form von Kaskaden von meist diskontinuierlichen Ordnungsübergängen ablaufen, entspricht dies genau den „sudden changes". Die Professionalität der therapeutischen Arbeit liegt nach dieser Auffassung nicht darin, Interventionen und Behandlungstechniken nach einem vorstrukturierten Programm ablaufen zu lassen, sondern Bedingungen für Selbstorganisationsprozesse von Klienten herzustellen. Diese Bedingungen werden in Form von sogenannten „generischen Prinzipien" konkretisiert (vgl. Kapitel 4).

Eine Herausforderung besteht dabei darin, mit dem Bemühen um eine Allgemeine Psychotherapie nicht wieder und sogar noch umfassender als bisher eine neue Therapierichtung zu produzieren. Es wird also erforderlich sein, einen klaren Rahmen und theoretische Stringenz mit einer gewissen Liberalität, z. B. hinsichtlich der zulässigen Behandlungstechniken, zu verbinden. Systemische Praxis müsste somit *eklektisch* sein, was die verwendeten Interventionsmethoden betrifft. Sie sollte dem Therapeuten Wahlfreiheit eröffnen, um seine persönlichen Kompetenzen und Ressourcen, aber auch bestehende Grenzen bei der Begründung seines Vorgehens mit ins Kalkül zu ziehen.

3 Psychotherapie als Schaffen von Bedingungen für Selbstorganisation

Der Anspruch an eine systemische Therapietheorie beinhaltet einige Kriterien, die einen naturwissenschaftlichen Ansatz aus dem Bereich der komplexen Systeme sinnvoll und zukunftsträchtig erscheinen lassen:

- Der Theorierahmen sollte die in Kapitel 2 dargestellten Befunde der Psychotherapieforschung verständlich machen, im Idealfall erklären können, mindestens aber ihnen nicht widersprechen.
- Die Veränderungstheorie sollte empirisch fruchtbar sein, d. h. empirisch prüfbare Hypothesen und Fragestellungen generieren, die in Gebieten wie Psychotherapie, Beratung, Gesundheitsversorgung oder Klinikmanagement zu einem oder mehreren produktiven Forschungsprogramm(en) führen.
- Der Theorierahmen sollte für die aktuellen Entwicklungen in den Neurowissenschaften offen und auf Phänomene der Neurodynamik und der neuronalen Organisation und Plastizität anwendbar sein. Er sollte die Voraussetzungen schaffen, die Neurowissenschaften für die Psychotherapie fruchtbar zu machen.
- Ähnliches gilt für die Psychologie und die Sozialwissenschaften. Der Theorierahmen sollte also die Kapazität haben, einen bio-psycho-sozialen Integrationsansatz für die Psychotherapie zu konstruieren, wie er seit langem in der Psychosomatik Programm ist (von Uexküll et al., 2011).
- Der Theorierahmen sollte konsequent trans- und interdisziplär sein, somit die begrifflichen und methodischen Voraussetzungen für entsprechende Kooperationen bieten.
- Der Ansatz sollte keine einzelne Interventionstechnik favorisieren, sondern Methodenvielfalt zulassen und den spezifischen Einsatz einzelner Methoden und Verfahren im konkreten Therapieprozess begründen können (adaptive Indikation).
- Der Ansatz sollte ein Prozessmonitoring (inklusive Prozesssteuerung und Qualitätsmanagement) für Therapie und Beratung einfordern.
- Theorien und Methoden der systemischen Therapie sollten die Individualität, Vielfalt und Chaotizität menschlicher Entwicklungsprozesse zulassen, erfassen, nutzen und wertschätzen können.

3.1 Was ist Synergetik?

Wenn die systemische Verfasstheit unserer Welt eine wesentliche Basis für fast alle Phänomene darstellt, was bedeutet, dass viele Erscheinungen in der unbelebten und belebten Natur auf Wechselwirkungen und Vernetzungen zwischen irgendwelchen Teilen beruhen (z. B. Atomen, Molekülen, Zellen, Menschen, etc.), und wenn diese Wechselwirkungen nichtlinear, also nicht einfach proportional zueinander sind, dann sind die Voraussetzungen für die spontane Entstehung von Mustern und Strukturen gegeben. Eine solche spontane Emergenz von Mustern, die raum-zeitlicher Natur sein können wie z. B. Wirbel in einer Flüssigkeit oder in der Atmosphäre, Fellstrukturen eines Geparden, Schwarmverhalten von Fischen oder Vögeln, oder auch sinnbezogen wie die Gestaltwahrnehmung in bewusstseinsfähigen Gehirnen (vgl. Abb. 6) oder Kooperationsstrukturen zwischen Lebewesen, nennt man *Selbstorganisation*.

Beachte:

Die *Synergetik* ist die Theorie und Wissenschaft der Selbstorganisation. Sie erklärt, wie Muster entstehen und sich verändern, wie das Neue in die Welt kommt, warum Systeme oft sehr rigide und stabil funktionieren und andere oder dieselben zu anderen Zeiten nach kleinsten äußeren oder sogar inneren Schwankungen ein völlig geändertes Verhalten aufweisen.

Die Synergetik erklärt und erforscht das, was uns als Psychotherapeutinnen oder Beraterinnen im Innersten bewegt: Wie ist Veränderung möglich, was ist dazu notwendig, und warum ist es oft so schwer, manchmal aber auch ganz leicht und mühelos, menschliche Systeme – ihr Denken, Verhalten, ihre Emotionen und ihre Kommunikation – zu verändern? Mit anderen Worten: Synergetik liefert eine Metatheorie und ein Forschungsprogramm für das Verständnis von Psychotherapie, und der Begriff der Selbstorganisation komplexer Systeme spielt dabei eine zentrale Rolle.

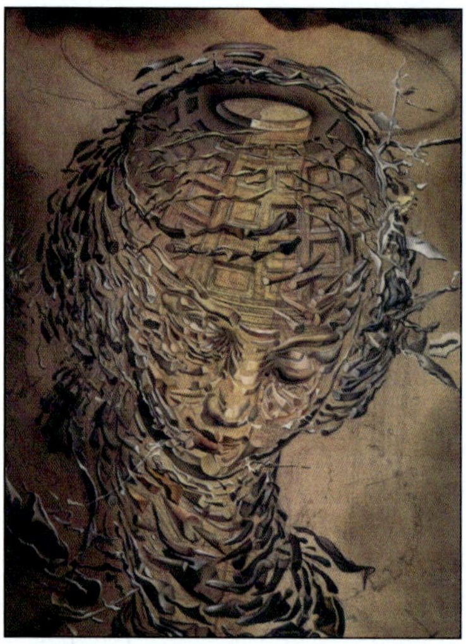

Abbildung 6:
Tête Raphaélesque éclatée von Salvador Dalí – Beispiel für ein bistabiles Muster (Mädchenkopf und Kuppel), emergierend aus einer Anordnung von Teilen (© Salvador Dalí, Fundació Gala-Salvador Dalí/VG Bild-Kunst, Bonn 2013).

Ähnlich wie das Konzept der Autopoiese (zu Ähnlichkeiten und Unterschieden s. ausführlich Strunk & Schiepek, 2006) begründet auch die Synergetik, dass und warum in komplexen nichtlinearen Systemen eine lineare, zielgerichtete Einflussnahme und Formung von Mustern durch externe Eingriffe nicht möglich ist. Dies führt zur Begründung einer post-interventionistischen Psychotherapie mit fundamentalen Zweifeln an Sinn und Nutzen von Interventionstestungen (z. B. Randomized Controlled Trials).

Diese Prinzipien sind kompatibel mit Veränderungsbedingungen, wie sie in unterschiedlichen Therapieschulen beschrieben werden und enthalten vor allem zahlreiche unspezifische Faktoren, wie sie seit Jahrzehnten in der Psychotherapieforschung diskutiert werden (vgl. Kapitel 2).

Beachte:

Psychotherapie wird als ein Schaffen von Bedingungen für Selbstorganisationsprozesse der biologischen, psychischen und/oder sozialen Systeme des Klienten verstanden, an dem sich Therapeut und Klient kooperativ beteiligen. Diese Bedingungen können benannt werden und sind im Konzept des synergetischen Prozessmanagements als sogenannte *generische Prinzipien* formuliert.

Begründet wurde die Synergetik in den 1960er Jahren von dem theoretischen und mathematischen Physiker Hermann Haken (geb. 1927), und zwar zunächst am Beispiel eines quantenoptischen Phänomens, dem Laser. Das hochkohärente Laserlicht verdankt sich einem selbstorganisierenden Prozess, der unter bestimmten Anregungsbedingungen aus der Wechselwirkung vieler lichtaktiver Atome resultiert – oder besser gesagt: emergiert. Das Laserlicht koordiniert oder „versklavt" dann umgekehrt als Ordner das licht-emittierende Verhalten der Atome (Teile des Systems). Es findet also sowohl eine Wechselwirkung zwischen den Teilen statt als auch eine Kreiskausalität von unten nach oben (bottom-up) – die Interaktion der Teile bringt den Ordner hervor – wie von oben nach unten (top-down) – der oder die Ordner synchronisieren die Teile. Das Verhalten vieler Teile kann also durch einen oder wenige Ordner beschrieben werden.

Mit diesem Modell konnte nicht nur die Funktionsweise des Lasers verstanden werden, sondern es wurde darüber hinaus ein mathematischer Formalismus (z. B. Haken, 2004) entwickelt, der sich auf andere Systeme wie Konvektionsströmungen und Turbulenzen in Flüssigkeiten oder in der Atmosphäre, die Entstehung von hochkomplexen Makromolekülen oder oszillierende chemische Reaktionen übertragen ließ. Kaum ein Jahrzehnt nach seinen grundlegenden Entdeckungen begann Hermann Haken mit seiner Arbeitsgruppe, auch neuronale Prozesse im Gehirn sowie menschliches und tierisches Verhalten zu studieren. Frühe Forschungsthemen waren die Ätiologie der Epilepsie und die motorische Koordination (Haken, 1996; Kelso, 1995). Mit den Prinzipien der neuronalen Synchronisation (Ordnungsbildung) konnten wesentliche Funktionsgrundlagen des Gehirns verstanden werden (Singer, 2011), und zwar im gesunden, physiologischen Bereich (z. B. der Wahrnehmung und der Gehirnentwicklung), wie auch in der Pathologie (z. B. bei Epilepsien, der Parkinson'schen Erkrankung, essenziellem Tremor und wahrscheinlich auch bei psychiatrischen Erkrankungen, Tass, 2011; Tass & Hauptmann, 2007). Über die Selbstorganisation des Gehirns (Haken, 2011) und die motorische Koordination hinaus konnte die Synergetik bald schon für weitere genuin psychologische Phänomene fruchtbar gemacht werden, wie Entscheidungsprozesse oder Wahrnehmung und Mustererkennung. Nach dem Prinzip „Mustererkennung = Musterbildung" wurden die selbstorganisierenden Prozesse der Wahrnehmung im sogenannten synergetischen Computer bereits in der 1970er Jahren nachgestellt. Auch die Entstehung und Dynamik psychiatrischer Phänomene und psychischer Problemmuster, die Bildung und das Abrufen von Gedächtnisinhalten oder das Erleben eines „Selbst" können als Selbstorganisationsprozesse beschrieben und empirisch untersucht werden (wobei die psychologische Begriffs- und Konstruktfamilie des „Selbst" mit dem Begriff der „Selbstorganisation" zunächst nichts zu tun hat). Nimmt man nun noch die Psychotherapie, Gruppendynamik und weitere sozialpsychologische Themen wie die Entstehung und Ausbreitung von Meinungen und Einstellungen in sozialen Kollektiven als selbstorganisierende Prozesse dazu, so kann man einen Großteil der Psychologie als angewandte Synergetik durchdeklinieren (Haken & Schiepek, 2010). Faszinierend sind dabei vor allem die Parallelen zu der bereits in den ersten Jahrzehnten des 20. Jahrhunderts ausformulierten Gestaltpsychologie.

Offenbar beruhen die mentalen Leistungen (Wahrnehmen, Denken, Fühlen, Handeln) des Menschen schon allein deswegen auf Selbstorganisation, weil es im Gehirn weder einen Homunkulus noch eine zentrale Steuerungsinstanz gibt. Die von der Synergetik beschriebenen dynamischen Eigenschaften komplexer Systeme charakterisieren zahlreiche psychische wie soziale Vorgänge:
- diskontinuierliche Übergänge,
- das Auftreten kritischer Instabilität im Umfeld von Ordnungsübergängen,
- nichtlineare, chaotische Dynamik mit entsprechender Einschränkung in der Vorhersehbarkeit von Dynamiken,
- Überhangstabilität (Hysterese) mit stabilem Verhalten trotz des Vorliegens geänderter Umgebungsbedingungen,
- Abhängigkeit von Verhaltensänderungen und Lernprozessen von Kontrollparametern, sowie
- Gestalt- und Musterbildung mit emergenten Eigenschaften, die auf der Ebene ihrer Subsysteme und Teile nicht vorliegen (z. B. mentale Vorgänge in Relation zur Aktivität von Neuronen).

Da die Synergetik eine formalwissenschaftliche Theorie ist, kann sie mit ihrer Begrifflichkeit und ihren Modellen eine Verständigungsgrundlage zwischen unterschiedlichsten Disziplinen schaffen. Sie liefert die Basis für eine neue Transdisziplinarität, die nicht nur Disziplinen wie Neurowissenschaft und Psychologie, sondern auch verschiedene psychotherapeutische Ansätze verbinden kann. Im Sinne der strukturalistischen Theorienauffassung (Stegmüller, 1973, 1979) handelt es sich um einen formalen Theoriekern, für den nach phänomen- und disziplinspezifischen Anreicherungen „intendierte Anwendungen" in unterschiedlichsten Wissenschaftsbereichen möglich werden (Haken & Schiepek, 2010; vgl. die über 90 Bände der „Springer Series in Synergetics").

Die Synergetik war von Anfang an ein konsequent empirischer Ansatz, der theoretische Modellierung und mathematische Formalisierung immer im Experiment und an nichtexperimentellen Datensätzen zu überprüfen bestrebt war. In der Psychotherapie hat die Synergetik zur Entwicklung des Synergetischen Navigationssystems (SNS) geführt, mit dem Veränderungsprozesse inzwischen in der Routinepraxis abgebildet werden können. Prozess- und Outcome-Daten werden dabei mit nichtlinearen Methoden analysiert und zu Zwecken der Prozessreflexion und Prozesssteuerung rückgemeldet.

In den Neurowissenschaften konnten mit Hilfe von Prinzipien der Selbstorganisation und der neuronalen Plastizität neue Technologien der invasiven und nicht-invasiven Neurostimulation entwickelt werden. Das Verfahren des Coordinated Reset (CR) beispielsweise macht sich das „Versklavungsprinzip" zunutze, um eine pathologische Übersynchronisation in neuronalen Zellverbänden aufzulösen, wobei überstarke synaptische Verbindungen nach und nach verlernt werden (Tass, 2011; Tass & Hauptmann, 2007). Damit konnten z. B. für die Parkinson-Erkrankung oder für chronischen tonalen Tinnitus effektive Therapiemethoden entwickelt werden, die sich in Zukunft im Bereich psychiatrischer Erkrankungen auch mit Psychotherapie kombinieren lassen könnten.

3.2 Wie funktioniert Selbstorganisation?

Die Grundvoraussetzung für Selbstorganisation ist das Vorliegen eines Systems aus mehreren Teilen, wie etwa die Moleküle in einer Flüssigkeit, die Neuronen in einem neuronalen Netz, Kognitionen und Emotionen in psychischen Vorgängen des Menschen, oder das Verhalten mehrerer Interaktionspartner in einem sozialen System. Zwischen den Teilen müssen nichtlineare Wechselwirkungen vorliegen (was in den meisten natürlichen Systemen der Fall ist). Handelt es sich um physikalische Systeme wie Konvektionsströmungen oder den Laser, so sind die Kräfte zwischen den Teilen physikalisch benennbar und mathematisch formalisierbar. Auf ein solches System wirken nun Einflussgrößen, die aus der Umwelt (z. B. Energiezustrom) oder aus dem System selbst kommen können (z. B. eine Veränderung der Konzentration von Neuromodulatoren in einem Bereich des Gehirns). Diese Einflussgrößen bezeichnet man als *Kontrollparameter*. Sie modifizieren letztlich die nichtlinearen Wechselwirkungen zwischen den Elementen und damit die Intensität und gegebenenfalls auch die Qualität ihrer Interaktion. Damit kann über die Elemente hinweg ein kohärentes Verhalten (ein sogenannter *Ordnungsparameter* oder *Ordner)* entstehen, wo vorher keines war, oder ein bestimmter Ordner kann aus seinem Gleichgewichtszustand getrieben werden, um einem anderen Ordnungszustand Platz zu machen. Vor der konkreten Realisierung eines Ordners bzw. einer Mode tritt ein Wettbewerb zwischen möglichen Realisationsformen auf, welcher von einem (oder mehreren ko-existierenden) Ordnern gewonnen wird. In Phasen der *Symmetrie* (d. h. der Gleichwahrscheinlichkeit mehrerer Ordner) können kritische Fluktuationen über die Realisierung eines Ordners entscheiden. Der Ordner bindet dann die Teile in seine Bewegung ein *(Versklavungsprinzip)*, die Freiheitsgrade ihres Verhaltens reduzieren sich drastisch *(Informationskompression)*. Es liegt somit nicht nur eine kreiskausale Wirkung zwischen den Teilen des Systems, sondern auch zwischen der Mikroebene und der Makroebene vor. Der Ordner ist eine Funktion der Teile, und die Teile werden in ihrem Verhalten eine Funktion des Ordners (vgl. Abb. 7).

In physikalischen Experimenten wird der Kontrollparameter im Sinne einer energetischen Anregung von außen an das System angelegt. Beispiele sind die Erzeugung eines Temperaturunterschieds in einer Flüssigkeitsschicht durch Erhitzung von unten und zusätzlicher Abkühlung von oben, wobei Konvektionsströmungen entstehen (Bénard-Instabilität), oder die Lichtpumpe beim Festkörperlaser oder eine angelegte elektrische Spannung beim Gaslaser. Jedes System braucht also seinen spezifischen Kontrollparameter; das System wählt gewissermaßen aus, mit welcher Art von Anregung es etwas anfangen kann. Dies ist in Abbildung 7 durch den Pfeil vom System zum Kontrollparameter ausgedrückt. Mehrere Kontrollparameter sind in bestimmten Systemen ebenso möglich wie das Auftreten mehrer, sich abwechselnder oder ko-existierender Ordner. Insbesondere können bei sich verändernden Ausprägungen des oder der Kontrollparameter(s) Ordner in zeitlicher Abfolge auftreten (Quasi-Attraktoren). Jedes System verfügt also über ein Spektrum von Verhaltensmöglichkeiten, wobei eine Änderung von Bedingungen in der Regel nicht zum Kollaps des Systems führt, sondern zum Übergang in einen neuen Zustand. Können wir solche Zustandsänderungen experimentell durch Variation der Kontrollparameter herbeiführen, so sprechen wir von einem *Phasenübergang*.

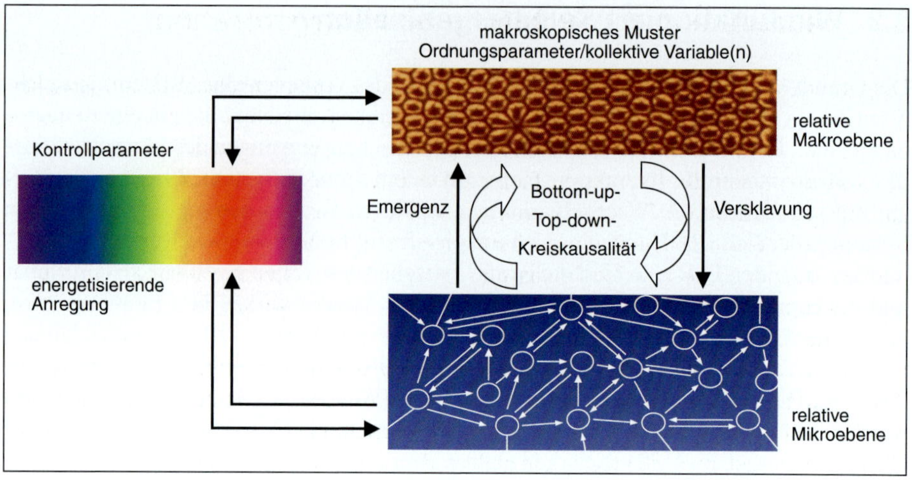

Abbildung 7: Grundschema der Synergetik (aus Haken & Schiepek, 2010, S. 134).

In Humansystemen liegen die Verhältnisse in der Regel etwas undurchsichtiger: Wir kennen die Kontrollparameter entweder nicht genau, oder sie liegen im „inneren“ des Systems bzw. werden von diesem selbst erzeugt, oder die Übergänge zwischen Ordnern ereignen sich ohne gezielte Manipulation der Parameter. Wir sprechen dann statt von Phasenübergängen mit einem etwas „schwächeren“ und weiteren Begriffsverständnis von *Ordnungs-Ordnungs-Übergängen*, oder einfacher von *Ordnungsübergängen*. Findet ein Übergang von einem ungeordneten, d. h. mikroskopisch chaotischen Zustand in einen geordneten Zustand statt, sprechen wir von einem *Unordnungs-Ordnungs-Übergang*.

Die Pfeile zwischen Kontrollparameter und Ordner in Abbildung 7 verdeutlichen die Möglichkeit makroskopischer oder phänomenologischer Modellierungen ohne genaue Kenntnis oder expliziten Einbezug der Mikroebene, d.h. des Verhaltens der Teile. Der Pfeil vom Ordner (makroskopische Variable) zum Kontrollparameter deutet zudem an, dass in bestimmten Systemen die Systemdynamik auf die Wirkung oder sogar Ausprägung des/der Kontrollparameter Einfluss nehmen kann. In psychologisch relevanten Systemen spielt dies eine große Rolle, denn das System verändert durch sein Verhalten seine Disposition, d.h. seine „Parametrisierung“. Die immer wichtigen Randbedingungen des Systemverhaltens sind in der erweiterten Darstellung des Schemas (vgl. Abb. 8) eingezeichnet.

Mikro- und Makroebene sind relativ zueinander zu sehen, d.h. was in einem System Ordner bzw. makroskopische Variable ist, kann auf der nächsthöheren Ebene zum Teil eines neuen selbstorganisierenden Systems werden. In Humansystemen spielt die Idee der Einschachtelung dynamischer Systeme eine große Rolle (z.B. neuronale Netze im Gehirn oder Funktionseinheiten in Organisationen; sogenannte *nested systems*).

3.3 Neuronale und psychische Selbstorganisation

Ein wesentlicher Unterschied zu physikalischen Experimenten besteht beim Menschen darin, dass Kontrollparameter im *Inneren* des Organismus generiert und verändert werden. Es wäre ein fataler Kurzschluss zu glauben, ein Therapeut oder Berater könnte an irgendeinem Kontrollparameter einfach drehen und schon passiert die gewünschte Veränderung. Selbst wo die Destabilisierung unwillkürlich eintreten und eine Verhaltensänderung durch einen physikalischen oder chemischen Vorgang eingeleitet werden sollte, wie bei der Einnahme von Psychopharmaka, ist die Wirkung nicht trivial: Kontrollparameter können auf die neuronale Dynamik wirken, indem sie Rezeptoren für Neurotransmitter oder -modulatoren besetzen und damit als deren Antagonisten oder Agonisten fungieren, aber (a) müssen die Medikamente erst einmal genommen werden und (b) hängt ihre Wirkung auch von anderen neurochemischen Prozessen ab, in denen unter anderem psychische Dynamiken wie Erwartungen oder Befürchtungen ihren Niederschlag finden. Chemische Substanzen greifen in ein außerordentlich komplexes Netzwerk ein (Tretter & Grüsser-Sinopoli, 2011).

Im gesunden psychischen Funktionieren ist es primär sensorische Stimulation aus unserer physikalischen und sozialen Umwelt, aber auch aus dem Inneren des Körpers, auf die wir reagieren. Man könnte daher meinen, dass „Information" als Trigger oder Kontrollparameter wirkt, aber genau genommen entsteht Information – im Sinne von Bedeutung – erst *im* Organismus. Eine Information, für die unser Organismus kein Sensorium hat (z. B. Radioaktivität), ist zumindest für psychische oder mentale Prozesse keine. *Information wird generiert*, wobei der aktuelle Ausgangszustand des Organismus eine große Rolle spielt. Vorerfahrungen, Bedürfnisse, Erwartungen und insbesondere Emotionen könnte man als Systembedingungen verstehen, die aus sensorischem Input relevante Kontrollparameter machen. Im Bereich der sensorischen Reizverarbeitung „beurteilen" emotionsbezogene Hirnstrukturen (z. B. die Amygdalae) die Relevanz von Stimuli und verändern dadurch das Arousal, die Vigilanz und physiologische wie motorische Reaktionen – blitzschnell, bevor umständliche kognitive Detailanalysen der Situation überhaupt greifen (LeDoux, 2000, 2001). Biologische Systeme selektieren ihre Kontrollparameter – was allerdings auch physikalische Systeme bereits tun, denn Konvektionsströmungen in Flüssigkeiten reagieren weder auf Strom noch auf Lichtpumpen (aber auf Temperaturunterschiede), und der Laser reagiert nicht auf thermische Erhitzung (aber auf elektrische Spannung oder Lichtpulse). Kontrollparameter modifizieren dann die nichtlinearen Wechselwirkungen zwischen den Teilen (z. B. Neuronen) und treiben diese aus ihrer momentanen Dynamik eines vorübergehenden Gleichgewichtszustands. Hinzu kommt bei neuronalen bzw. psychischen Systemen eine Top-Down-Wirkung auf Kontrollparameter, d. h. wir sensibilisieren uns für oder schotten uns gegen bestimmte Reize ab.

Die entstandenen Ordner lassen, auch wenn sie sich wieder auflösen und in andere Ordner übergehen, das System nicht mehr im gleichen Zustand zurück. Einmal entstandene Ordner werden leichter wiederhergestellt (wenngleich kein zweites Mal in exakt identischer Weise) oder verändern die Auftrittswahrscheinlichkeit anderer Ordner. Die Lerngeschichte beeinflusst die Entstehung weiterer Kognitions-Emotions-Verhaltens-Muster

(KEV-Muster), und schafft Kontexte für die Bildung neuer Muster und Attraktoren. In Abbildung 8 wird dies als *geronnene Systemgeschichte* bezeichnet. Auf der Ebene der Neuronen findet hierbei eine nutzungsabhängige Funktionsmodulation von synaptischen und intrazellulären Prozessen (Second-Messenger Systeme, Genexpression) statt. Die Modulation synaptischer Verbindungen durch synchrone Aktivität des jeweiligen prä- und postsynaptischen Neurons wird als *spike-timing dependent plasticity* bezeichnet und lässt sich mit mathematischen Funktionen modellieren (Gerstner et al., 1996; Markram et al., 1997; Tass & Hauptmann, 2007).

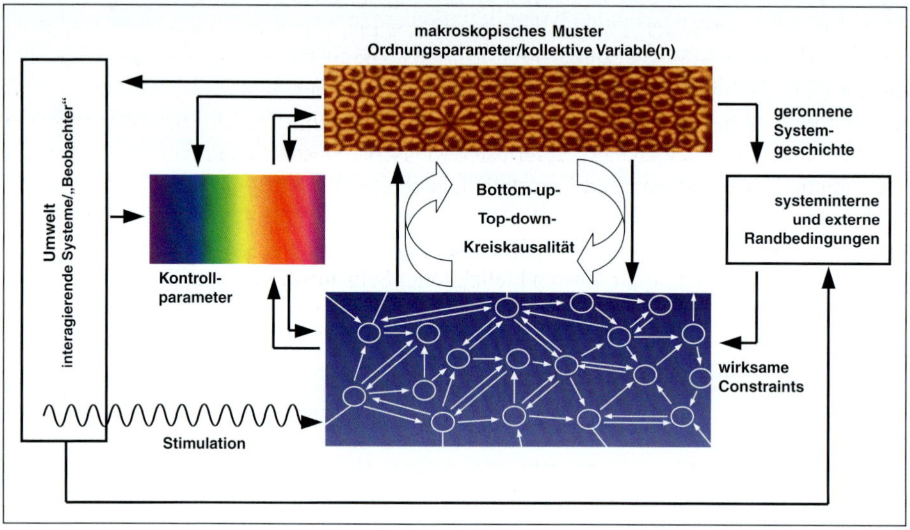

Abbildung 8: Erweiterung des Grundschemas der Synergetik (aus Haken & Schiepek, 2010, S. 246).

Die neuronale Plastizität ist, wie wir wissen, nicht beliebig, sondern wird von bisherigen Erfahrungen begrenzt, insbesondere von solchen, die in prägenden (meist frühen) Lebensphasen stattfanden. In Abbildung 8 fassen wir dies unter *Randbedingungen*, die auf die aktuelle Systemdynamik als „Constraints“ (Schranken) wirken. Randbedingungen können (a) in der Funktionsweise und Wechselwirkung der Teile bestehen (z. B. in der Aktivierbarkeit bestimmter Synapsen), wobei sie sich in der Struktur des Systems manifestieren (die Funktionsweise bestimmt die Struktur und umgekehrt), (b) in der Wirkung anderer Systeme und deren Ordner und (c) in physikalisch-materiellen Umgebungsbedingungen, auf die Organismen jedoch ihrerseits (z. B. durch Gestaltung oder Auswahl) Einfluss nehmen können. Unser phylogenetisches Erbe sowie den anatomischen Grundaufbau des Gehirns kann man somit als systemstrukturelle Randbedingungen interpretieren. In der Regel verändern sich Randbedingungen relativ langsamer als Ordner, und Ordner langsamer als die Teile.

Das in Abbildung 8 dargestellte Schema muss man sich vielfach parallelgeschaltet vorstellen, also in Ringen (Hyperzyklen) oder Netzwerken solcher selbstorganisierender Systeme, die sich gegenseitig triggern. Die Ordnungsparameterdynamik eines Systems kann zum Kontrollparameter anderer Systeme werden und umgekehrt. Die makroskopische Dynamik eines Systems kann sich mit anderen Systemen synchronisieren und neue Ordner hervorbringen. Ein kleines neuronales Netz koppelt sich mit anderen Netzwerken zu einem Netzwerkverbund, usw. Die Selbstorganisation eines Systems findet Eingang in ganze Hierarchien von Systemen, wobei die makroskopische Ordnerdynamik eines Systems zum Mikroprozess eines nächsten Systems wird, usw. Dies gilt für neuronale, psychische und auch interpersonelle Prozesse.

Stellt man sich auf einer komplexen Ebene auch Handlungen als Ordner vor, so wirken diese auf unsere Umwelt. Wir wählen aus, in welchen Umwelten wir uns bewegen wollen (z. B. mit welchen Menschen wir zu tun haben wollen) und gestalten unsere Umwelt aktiv. Umgekehrt empfangen wir aus dieser Umwelt Signale. Obwohl die „Umwelt" in Abbildung 8 ganz undifferenziert als Block dargestellt ist, enthält sie selbst wieder selbstorganisierende Systeme unterschiedlicher Art und Größenordnung, mit denen wir interagieren und in die wir eingebunden sind. Sofern sich Menschen in sozialen Prozessen gegenseitig wahrnehmen („beobachten") und beurteilen, handelt es sich um sogenannte *Endosysteme* nach Atmanspacher und Dalenoort (1994). Sie kommen dann ins Spiel, wenn Phänomene nicht nur registriert werden, sondern deren Erzeugung von Beobachtern abhängt, von diesen also ko-kreiert werden. Im Zustand reflektierter Selbstbeobachtung, aber auch im Sinne eines mitlaufenden Selbst-Monitorings sind wir selbst dieser Beobachter.

Die Umwelt selbstorganisierender Systeme stellt Bedingungen zur Verfügung, welche als Kontrollparameter fungieren. Gegebenheiten und Veränderungen unserer Umwelt

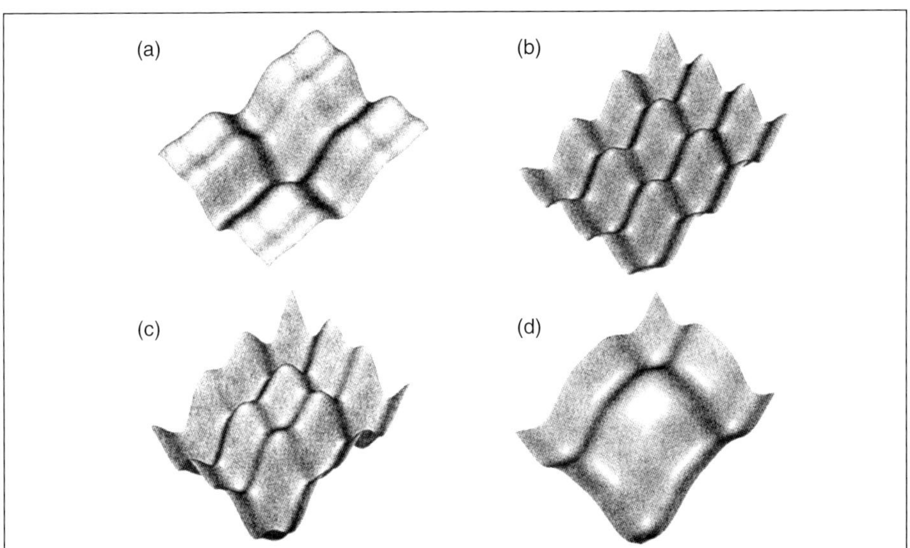

Abbildung 9: Beispielhafte Darstellung einer sich verändernden Potenziallandschaft. (a) symbolisiert die Sogwirkung eines dominanten „Problemattraktors", in (d) hat sich aus einem dominanten Ordnungszustand ein Repellor entwickelt (aus Haken & Schiepek, 2010, S. 45).

haben permanent Wirkung auf uns, sie haben Aufforderungscharakter und erzeugen Annäherungs- und Vermeidungsgradienten (vgl. die Konzeption des *psychologischen Feldes* nach Lewin, 1963). Wir leben in einem Vektor-Gradientenfeld, das aber nicht einseitig von der Umwelt vorgegeben wird, sondern das wir über unsere Wahrnehmung, Bedürfnisse und Emotionen ko-kreieren (vgl. in Abb. 8 die Pfeile vom System und vom Ordner auf die Kontrollparameter). Dies drückt aus, was der Gestaltpsychologe Kurt Lewin mit seiner Formel V = f(P,U) meinte: Verhalten ist eine Funktion der Person und seiner Umwelt, und zwar einer Umwelt, wie sie in der Wahrnehmung und im Erleben eben dieser Person existiert. Die Umwelt schafft schließlich auch externe Randbedingungen für unser psychisches Funktionieren.

Wir haben damit ein synergetisches Modell vor uns, welches erklären kann, wie sich psychische Strukturen zwischen Selbst und Umwelt stabilisieren. Längerfristig können Kognitions-Emotions-Verhaltens-Muster (KEV-Muster) entstehen, welche für eine Person charakteristisch sind und bevorzugt vorkommen. In der Metapher der *Potenziallandschaften* (Abb. 9) handelt es sich um Täler einer Landschaft, die unsere *Persönlichkeit* repräsentiert (vgl. Globus & Arpaia, 1994; Schiepek, 2006). Sind diese Täler nicht allzu tief und die Gebirgsrücken dazwischen nicht allzu hoch, so können wir situationsangemessen zwischen den KEV-Mustern wechseln. In Abhängigkeit von der Nutzung (Erfahrung) verändert sich die Landschaft, d. h. wir können unsere Persönlichkeit verändern. Damit wird der Doppelaspekt von Stabilität und Flexibilität nachvollziehbar, der gesunde Persönlichkeiten ausmacht. Die Kugel (aktuelles Systemverhalten) springt zwischen den Tälern, was die Täler deformiert. Dieser (De-)Formationsprozess allerdings vollzieht sich langsam im Vergleich zur Bewegungsgeschwindigkeit der Kugel.

4 Bedingungen für die Förderung von Selbstorganisation: Die generischen Prinzipien

Aus der Theorie der Synergetik ebenso wie aus der Befundlage zur Psychotherapieforschung (vgl. Kapitel 2) lassen sich einige Bedingungen für die Gestaltung selbstorganisierender Entwicklungen ableiten, die inzwischen unter der Bezeichnung *generische Prinzipien* bekannt geworden sind. Eine erste Darstellung findet sich bei Schiepek et al. (2001), eine ausführliche Beschreibung – auf die wir uns hier beziehen – in Haken und Schiepek (2010, S. 436 ff.). Rufer (2012) hat die generischen Prinzipien benutzt, um psychotherapeutische Veränderungsprozesse in detaillierten Falldarstellungen nachvollziehbar und verstehbar zu machen, und Schiersmann und Thiel (2012) sowie Wahl (2012) und Hein (2012) haben sie auf Beratungsprozesse übertragen und damit auch Beratung als Förderung von Selbstorganisationsprozessen interpretiert. Es handelt sich dabei nicht um ein Phasenmodell, das der Eigendynamik menschlicher Entwicklungsprozesse eine normative Schrittfolge aufzwingen würde, sondern um Kriterien, die in Therapien und Beratungen permanent eine Rolle spielen, aber in unterschiedlichen Phasen unterschiedliche Bedeutung erhalten können.

4.1 Stabilitätsbedingungen

Wenn Ordnungsübergänge mit kritischer Instabilität und mit der Destabilisierung von Attraktoren verbunden sind, dann erscheint es notwendig, zunächst stabile Rahmenbedingungen zu schaffen. Bereits in physikalischen Systemen erfordern Phasenübergänge, die durch Veränderungen in den relevanten Kontrollparametern eines Systems bewirkt werden, relativ stabile Randbedingungen und Wirkmechanismen. Würde sich beispielsweise der Abstand zwischen den Spiegeln einer Laser-Vorrichtung, zwischen denen sich eine kohärente Laserwelle aufbauen soll, permanent erratisch verändern, könnte sich kein stabiler Lichtwellenzug etablieren. Ähnliches gilt für Anordnung und Aufbau anderer physikalischer Selbstorganisations-Experimente.

Psychotherapie und andere Maßnahmen zur Unterstützung selbstorganisierten Ordnungswandels erzeugen im Sinne dieses Prinzips *Destabilisierung im Kontext von Stabilität.* Konkret gehören hierzu alle Maßnahmen zur Schaffung struktureller Sicherheit (Setting, Behandlungsablauf, Verstehbarkeit und vom Klienten subjektiv erlebte Transparenz des Vorgehens), die Beziehungsqualität und das Vertrauen zum Therapeuten (seine Kompetenz, Glaubwürdigkeit, emotionale Standfestigkeit) und nicht zuletzt die Unterstützung und Sicherheit, die ein Klient aus sich selbst heraus erhält (Erfahrung von Selbstwirksamkeit, Kontrollierbarkeit und Handhabbarkeit, Zugang zu persönlichen Ressourcen, Selbstwertunterstützung, Kongruenzerfahrung mit zentralen Plänen und Schemata [zumindest am Beginn der Therapie]). Mit Bezug zur Bindungstheorie könnte man sagen, dass exploratives Verhalten einen emotional „sicheren Ort“ braucht, von dem man ausgehen und zu dem man zurückkehren kann (Buchheim, 2011). Wiewohl dieses Prinzip in allen menschlichen Lern- und Entwicklungsprozessen von Bedeutung ist, spielt es insbesondere in der Therapie Posttraumatischer Belastungsstörungen und von Borderline-Persönlichkeitsstörungen eine Schlüsselrolle (Bohus et al., 2011; Flatten, 2011; Reddemann, 2001). In der Control Mastery Theory existiert das Konzept der „Beziehungstests", was bedeutet, dass Klienten austesten, ob der Therapeut ausreichend Sicherheit und Verständnis bietet, um konfliktbeladene Inhalte zu thematisieren und ob er im Sinne eines unbewussten „Gesundungsplans" des Klienten handeln wird (Brockmann & Sammet, 2003; Curtis & Silberschatz, 1996; Weiss, 1993).

In neuerer Zeit können auch internetbasierte Monitoringsysteme wie das Synergetische Navigationssystem (SNS; Schiepek & Aichhorn, 2013) als Vermittler von Stabilität und Struktur dienen. Regelmäßige (z. B. tägliche) Selbsteinschätzungen therapierelevanter Aspekte und das Schreiben von Therapietagebüchern (ebenfalls über das SNS möglich) sind ein alltägliches Ritual und unterstützen Mentalisierungsprozesse gegenüber dem unmittelbaren Erleben. Somit strukturieren sie das Erleben, sind fester Bestandteil des Tages und schaffen eine (Ver-)Bindung zum Therapeuten auch an Tagen, an denen kein direkter Therapiekontakt stattfindet.

4.2 Identifikation von Mustern des relevanten Systems

Es gilt festzulegen, auf welches System sich die zu fördernden Selbstorganisationsprozesse beziehen sollen (Systemgrenzen). Mit Hilfe verschiedener Methoden können die zur Disposition stehenden „Kognitions-Emotions-Verhaltens-Muster" (KEV-Muster) und die daran beteiligten Prozesse dargestellt und analysiert werden. In Frage kommen für systemische Fallkonzeptionen die Methoden der idiografischen Systemmodellierung (Schiepek, 1986, 1991; Schiepek et al., 1998), die Konfigurationsanalyse zur Identifikation klientenspezifischer „States of Mind" (Horowitz, 1987), oder die Plan- und Schemaanalyse (Caspar, 1996; Grawe et al., 1996). Die dadurch entstehende Fallkonzeption liefert ein Bezugssystem für das therapeutische Vorgehen – nicht zuletzt zur Beurteilung von Veränderungen – und bietet Ansatzpunkte für mögliche Interventionen. Insbesondere erfordern unterschiedliche Beziehungsmuster eines Klienten darauf abgestimmte Formen der Beziehungsgestaltung durch den Therapeuten. Für interpersonelle Systeme (z. B. Dyaden in der Paartherapie, Familien, Gruppen, Teams) gibt es die Möglichkeit, interpersonelle Prozesse mit sogenannten Interaktionsmatrixen im Verlauf darzustellen (vgl. Abb. 10). Verschiedene Möglichkeiten der Erfassung von Beziehungsmustern in Familien (mit Fragebogen-, Interview- und Beobachtungsmethoden) werden bei Cierpka (2008) dargestellt.

4.3 Sinnbezug

Persönliche Entwicklungsprozesse sollten vom Klienten als sinnvoll erlebt werden und mit seinen zentralen Lebenskonzepten in Korrespondenz stehen. Dies gilt umso mehr, je problematischer und krisenhafter die momentane Situation ist. Wenn Erfahrungen der „Synergität" (Hansch, 1997), der inneren Stimmigkeit und des zielorientierten Handelns aktuell kaum zur Verfügung stehen, dürfte es umso wichtiger sein, den therapeu-

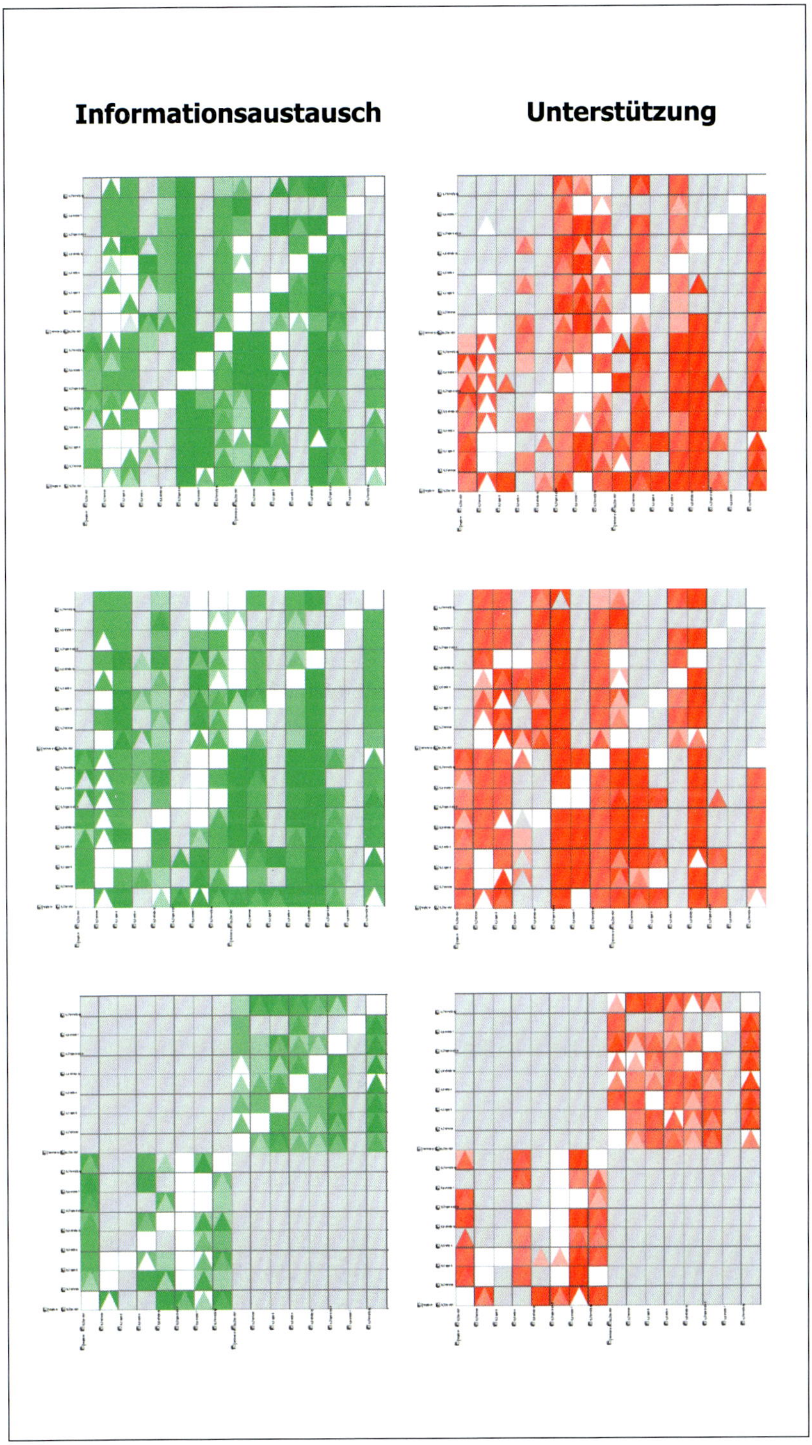

Abbildung 10: Abfolge von Interaktionsmatrizen mit Bezug auf die Einschätzungsdimensionen „Informationsaustausch“ und „Unterstützung“ (vgl. auch die Beschreibung in Kapitel 8.1, S. 80). Die Interaktionsmuster wurden in einem Planspiel zu einem Fusionsszenario zweier psychosozialer Einrichtungen erhoben. Die Abbildung repräsentiert drei Phasen im Fusionsszenario des Planspiels.

tischen Veränderungsprozess selbst als mit dem Lebensentwurf kompatibel zu erleben (z. B. bezüglich Zeitpunkt, Zielen, Menschenbild, Therapierationale). Der Sinnbezug entspricht der Dimension der Bedeutsamkeit („meaningfulness“) in Antonovskys Konstrukt des „Kohärenzsinns“ (Antonovsky, 1987; Antonovsky & Franke, 1997). Nur für bedeutsame und sinnvolle Projekte lohnt es sich, Aufwand und Mühe zu investieren (vgl. das motivationspsychologische Konzept der „effort justification“, Cooper & Axsom, 1982).

4.4 Kontrollparameter und Veränderungsmotivation

Selbstorganisation setzt im weitesten Sinne die energetische Aktivierung eines Systems voraus. In physikalischen Systemen findet ein Energiedurchsatz (Dissipation) statt, welcher das System aus dem thermodynamischen Gleichgewicht treibt. Kontrollparameter sind im Verständnis der Synergetik jene Größen, welche die inneren Wechselwirkungen der Prozesse und Elemente modulieren und das System aktivieren bzw. systeminterne Inhibitionsprozesse aufheben (Dis-Inhibition; Schmidt-Schönbein, 1996) oder verstärken. In der Psychotherapie handelt es sich analog um die Herstellung motivationsfördernder Bedingungen, um die Aktivierung von Ressourcen, um die Intensivierung von Emotionen (Ciompi, 1997) und um die emotionale und motivationale Bedeutung von Zielen, Anliegen und Visionen des Klienten. Keineswegs geht es beim Menschen, analog zu manchen physikalischen Systemen, um eine direkte Zufuhr von Energie, sondern um eine systeminterne Veränderung von Aktivierungsbedingungen über emotionale Relevanzzuschreibung, über die Generierung von Bedeutung und über veränderte System-Umwelt-Interaktionen. Zentral ist die intrinsische Veränderungsmotivation des Klienten. Unterstützend wirken hier z. B. die Fokussierung von Therapiezielen auf Anliegen und Auftrag des Klienten sowie die Arbeit mit der sogenannten Wunderfrage („Wie würde ein Tag genau verlaufen, nachdem eine Fee während tiefen Schlafs in der Nacht vorher das Problem gelöst hat?“; de Shazer, 1989; Walter & Peller, 1994).

4.5 Destabilisierung und Fluktuationsverstärkung

Psychotherapie bedeutet, den Klienten veränderte Erfahrungsmöglichkeiten zu eröffnen. Bestehende KEV-Muster werden damit destabilisiert und es treten Inkongruenzen auf, die zunächst irritierend wirken. Häufig bereiten sich Destabilisierungen bestehender Muster oder Schemata bereits innerlich vor, da die betroffene Person das Gefühl entwickelt, dass bisher gelebte Formen der Wirklichkeitskonstruktion, der emotionalen Verarbeitung oder des Verhaltens nicht mehr adäquat sind. Entwicklungsschritte oder die Auseinandersetzung mit neuen persönlichen Herausforderungen erhalten schon im Vorfeld mehr oder weniger intentional und bewusst Bedeutung. Im Sinne eines *deviation amplifying feedback* (abweichungsverstärkende Rückkopplung) befindet sich der Klient zunehmend ausgeprägter und auch länger in anderen, mit neuen oder emotional re-

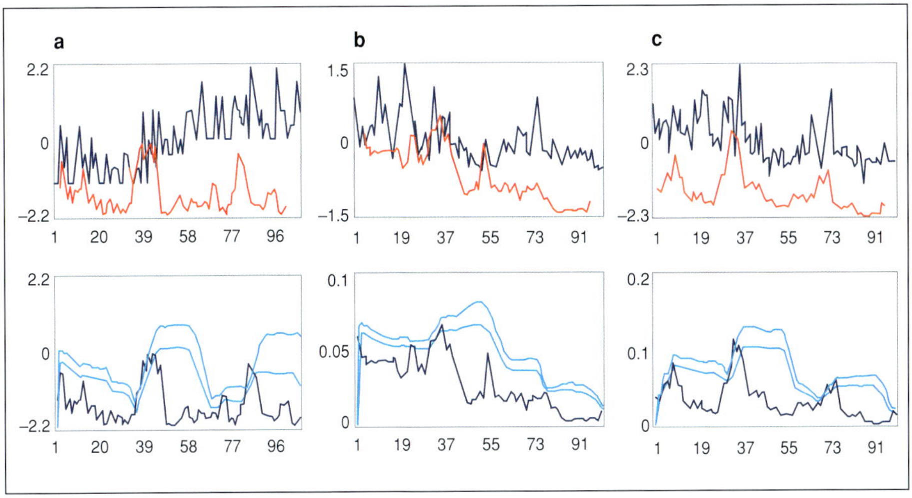

Abbildung 11: Verlauf der dynamischen Komplexität. Oberer Teil der Diagramme: Der Verlauf der dynamischen Komplexität (rot), berechnet in einem Gleitfenster von 7 Tagen Breite zur Dynamik der Items (a) „Perspektivenerweiterung und Innovation" (Klient mit der Diagnose „Zwangsstörung"), (b) „dysphorische Affektivität" und (c) „Beschwerden und Problembelastung" (b und c: Klient mit der Diagnose „rezidivierende Depression"). Bei (a), (b) und (c) handelt es sich um in z-Transformation dargestellte Faktoren des Therapie-Prozessbogens (TPB, Haken & Schiepek, 2010; Schiepek et al., 2012). Erfasst wurden tägliche Einschätzungen im Verlauf von 110 (a) und 101 Tagen (b, c) stationärer Psychotherapie. Unterer Teil der Diagramme: Verlauf der dynamischen Komplexität von a, b und c (dunkelblau) mit einem dynamischen Konfidenzintervall von 95 % (hellblau, unterer Verlauf) und 99 % (hellblau, oberer Verlauf).

levanten Erfahrungen assoziierten Zuständen. In der Praxis können unterschiedliche Techniken benutzt werden, um bestehende Muster zu unterbrechen oder zu destabilisieren, z. B. Übungen und Rollenspiele, Verhaltensexperimente, Fokussierung auf die Ausnahmen von einem Problemmuster, Einführung bisher nicht benutzter Unterscheidungen und Differenzierungen, Erarbeitung von veränderten Verständniszusammenhängen und Deutungen (Reframing), konfrontative oder provokative Verfahren, und viele andere.

Im Synergetischen Navigationssystem (SNS) sind kritische Fluktuationen direkt ablesbar. Sie werden nach einem bestimmten Algorithmus berechnet, der als *dynamische Komplexität* bezeichnet wird. Dieses Maß bestimmt die Frequenz und Amplitude von Schwankungen einer Zeitreihe (Fluktuation) sowie den Grad der Verteilung der Werte über den jeweils zur Verfügung stehenden Skalenrange. Die Komplexität wird in einem Gleitfenster frei wählbarer Breite berechnet und für jedes Item bzw. jeden Faktor eines Fragebogens im Zeitverlauf dargestellt. Mit Bezug auf die Verteilung von zurückliegenden Komplexitätswerten wird zur Signifikanzbestimmung ein 95 %- und ein 99 %-Konfidenzintervall benutzt, das die Signifikanzschwellen des jeweils aktuellen Komplexitätswertes der Dynamik definiert (vgl. Abb. 11; zum Algorithmus s. Schiepek & Strunk, 2010).

Synergetisches Navigationssystem (SNS):

Das Synergetische Navigationssystem (SNS) bietet die Möglichkeit, in einer *Ampeldarstellung* (vgl. Abb. 12) die aktuelle Ausprägung der generischen Prinzipien 1 (Stabilität und Erleben von Sicherheit, blau), 4 (Veränderungsmotivation und Prozessinvolviertheit als Kontrollparameter, grün) und 5 (Ausprägung der kritischen Instabilität, rot) eines konkreten Therapieverlaufs direkt abzulesen. Als Zusatzlicht in Form eines Rufezeichens (rot) der Ampel gibt es einen Hinweis auf die Möglichkeit, dass mit einer kritischen Instabilität eine persönliche Krise (z. B. Rückfall, Demoralisierung, psychotischer Schub) verbunden sei könnte. Die Berechnungen erfolgen auf der Grundlage einer hinterlegten Zusammenfassung von ausgewählten Einzelitems und deren Komplexitätsausprägungen des Therapie-Prozessbogens (TPB). Während für die Prinzipien 1 und 4 sowie für den Zusatzhinweis (!) eine absolute Skala von 0 bis 100 % vorliegt, wird für Prinzip 5 die relative (prozentuale) Veränderung der Komplexität in Relation zur zurückliegenden Komplexitätsentwicklung der letzten 7 Messzeitpunkte gezeigt (bei Gleichbleiben oder Abnahme der Komplexität bleibt die Ampelscheibe weiß). Die Intensität der Ausprägungen ist an der jeweiligen Farbsättigung zu erkennen.

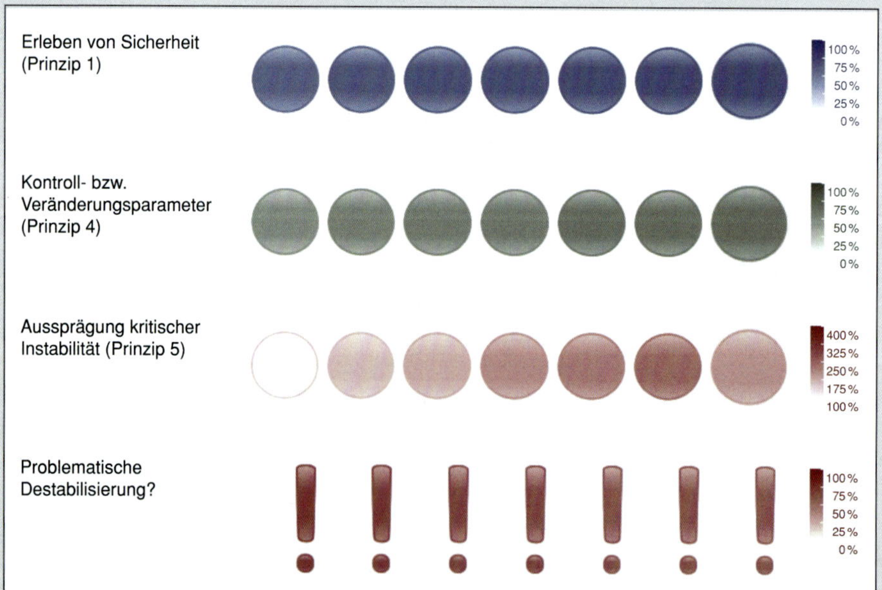

Abbildung 12: Ampel des Synergetischen Navigationssystems zur Darstellung der aktuellen Ausprägung der generischen Prinzipien 1, 4 und 5

Die Ampelfunktion weist somit neben der theoretischen Orientierung an den generischen Prinzipien eine individuelle Kalibrierung auf, da nichtlineare (chaotische) Systeme wie Psychotherapien kaum vorhersehbare, hochgradig individuelle und auch durch Krisen gekennzeichnete Entwicklungsverläufe realisieren. Das System geht also explizit nicht von Normverläufen oder aus Mittelungen über Klienten gewonnenen „Standard-Tracks" aus, wie die Ampel im System von Lambert (2010; Lambert et al., 2005). Diese beruht auf einem mittleren Standardverlauf des OQ-45 (Outcome Questionnaire) bei spezifischen Diagnosegruppen und weist – im Unterschied zur SNS-Ampel – darauf hin, dass eine Abweichung vom „expected treatment response" vorliegt und der Klient nicht mehr „on track" (also auf der Spur) läuft.

4.6 Kairos, Resonanz und Synchronisation

Angewandte therapeutische Heuristiken sollten zum aktuellen kognitiv-emotionalen Zustand einer Klientin passen. Botschaften und Interventionen, die damit nicht kongruent sind, haben nur eine geringe Wahrscheinlichkeit, von der Klientin aufgegriffen und verstanden zu werden. Die zeitliche Passung und Koordination der Vorgehensweisen und des Kommunikationsstils der Therapeutin mit den psychischen und physiologischen Prozessen und Rhythmen der Klientin kann als Voraussetzung wie auch als Merkmal einer gelingenden therapeutischen Arbeit gelten. Auf kurzen Zeitskalen (im direkten Gespräch in der Therapiesitzung) betrifft dies Merkmale wie Körperhaltung und Sprechgeschwindigkeit, Sprechpausen, Blickkontakt, das Aufgreifen von Bildern, Metaphern oder Begriffen und Redewendungen. Ist ein Klient mit inneren Such- und Verarbeitungsprozessen beschäftigt, macht es kaum Sinn, neuen Input anzubieten, es sei denn, man möchte diese inneren Prozesse gezielt unterbrechen. Nur wenn Klienten eine entsprechende Aufnahmebereitschaft zeigen, können therapeutische Heuristiken Wirkung entfalten (Ambühl & Grawe, 1988). Die Interventionen des Therapeuten sollten zur aktuellen emotionalen Verarbeitungstiefe des Klienten passen (Ambühl & Mühlmann, 1991; Sachse, 1992). Therapeutische Fragen und Verhaltensweisen werden im Rahmen aktualisierter „States of Mind" entsprechend der jeweiligen Selbst- und Objektbilder und der zugänglichen Gedächtnisinhalte interpretiert (Beirle & Schiepek, 2002). Sind emotionale Schemata prozessual aktiviert, werden völlig andere Erfahrungen möglich und Gedächtnisstrukturen zugänglich als ohne derartige emotionale Involviertheit (Grawe, 1998). Auf einer längerfristigen Zeitskala geht es um Sitzungsabstände oder um die Passung von Interventionen zur jeweiligen Therapiephase; z. B. eröffnen Erfolgserlebnisse andere Initiativen als Misserfolgserlebnisse, Phasen der Handlungsorientierung andere Formen der Planung und Realisierung als Phasen der Lageorientierung (Hartung, 1990).

Der Begriff „Kairos" bezeichnet die qualifizierte Zeit, d. h. Momente, die zum Beispiel in einer Therapie bestimmte Chancen bieten und Innovationen möglich machen. Man muss sie gewissermaßen beim Schopf packen. Im systemischen Konzept sind dies die Phasen kritischer Instabilität. Gumz et al. (2012b) konnten zeigen, dass die

Veränderung der dynamischen Komplexität des beziehungsorientierten Erlebens bei Klient und Therapeut in erfolgreichen Therapien synchron läuft und ausgeprägt korreliert ist (zugrunde gelegt wurden hier nicht tägliche Einschätzungen, sondern die Taktung der aufeinanderfolgenden Therapiesitzungen). Grundsätzlich kann die Kopplung und Synchronisation von Systemen als eine Voraussetzung für wechselseitige Kommunikation und Einflussnahme gelten (Pikovski et al., 2001; Osipov et al., 2007; Singer, 2011)

4.7 Gezielte Symmetriebrechung

„Symmetrie" bedeutet in der Sprache der Synergetik, dass zwei oder mehrere Attraktoren oder Ordner eines Systems im Zustand kritischer Instabilität potenziell mit gleicher oder ähnlicher Wahrscheinlichkeit realisiert werden können. Da kleine Fluktuationen über ihre Realisation entscheiden, ist die Vorhersehbarkeit der weiteren Entwicklung gering. In der Metaphorik der Potenziallandschaften: die Kugel (das Systemverhalten) befindet sich auf einem Hügelkamm (Separatrix) und kann in verschiedene Richtungen und damit in verschiedene Täler rollen. Auch in der Psychotherapie können die auftretenden „Kognitions-Emotions-Verhaltens-Muster" (KEV-Muster) nicht immer vorhergesagt oder gezielt realisiert werden; welche „States of Mind" in Folge auftreten, wird weitgehend dem Prozess überlassen bleiben. Dennoch gibt es Situationen, in denen man bestimmte KEV-Muster, z. B. aufgrund der damit verbundenen ungünstigen Formen der Informationsverarbeitung und Erinnerungszugänge, vermeiden (und nicht dem Zufall überlassen) möchte. Um also Symmetriebrechungen in eine bestimmte Richtung zu lenken, kann man sich bestimmter „Hilfestellungen" bedienen, ähnlich wie die Hilfestellungen im Sport bestimmte Bewegungsabläufe unterstützen und andere verhindern sollen. So lassen sich einige Strukturelemente eines neuen Ordnungszustandes z. B. in Rollenspielen oder mit Hilfe motorischer Übungen realisieren, was zur Folge haben kann, dass sich ein bestimmter Zustand daraufhin kohärent und „holistisch" einstellt, insbesondere auch mit den dazu gehörigen Emotionen: partielle neuronale Aktivierungen triggern nach dem „Versklavungsprinzip" umfassendere neuronale Strukturen.

Gezielte Zustandsrealisierungen bedienen sich insbesondere der Intentionalität und Antizipationsfähigkeit des Menschen, was konkret über imaginierte Zielzustände oder die kognitive Antizipation von Verhaltensweisen erfolgt. Die Entwicklung und mentale (am besten auch somatosensorische) Repräsentation von Zielen (z. B. bei der plastischen Ausgestaltung der Antwort auf die Wunderfrage) in der Therapie bekommt hier ihren Stellenwert. Ähnlich wie ein Sportler vor dem Start kann sich der Klient in eine intendierte „Prozessgestalt" förmlich einschwingen (Leist, 1999). An der Schnittstelle von Approach- und Avoidance-Gradient (Annäherungs-Vermeidungs-Balance) kann er sich selbst einen gezielten „Kick" geben.

4.8 Stabilisierung neuer Muster

In Psychotherapien erfolgen meist ganze Kaskaden von Ordnungsübergängen. Wo aber positiv bewertete KEV-Muster erreicht wurden, gilt es, diese zu stabilisieren, zu automatisieren und zugänglich bzw. verfügbar zu halten. Maßnahmen zur Stabilisierung und Generalisierung kommen hier ins Spiel, z. B. Wiederholung, Variation, Nutzung in unterschiedlichen Situationen und Kontexten, positive Verstärkung. Schließlich wird es darum gehen, die neuen Muster in bestehende Selbstkonzepte zu integrieren und mit den bestehenden emotionalen Selbst-Schemata zu vernetzen.

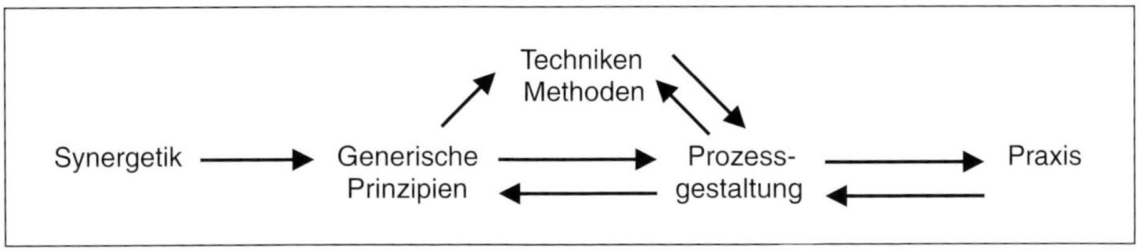

Abbildung 13: Das Wissen um die generischen Prinzipien selbstorganisierender Prozesse kann therapeutisches Handeln organisieren, vereinfachen und begründen. Es leitet die Auswahl konkreter therapeutischer Maßnahmen (aus Haken & Schiepek, 2010, S. 441).

Diese generischen Prinzipien dienen dem Zweck, die Auswahl spezieller therapeutischer Techniken und Methoden zu organisieren und begründen (vgl. das Konzept der „relativ rationalen Rechtfertigung" von Therapieentscheidungen; Westmeyer, 1984). Therapietechniken lassen sich danach beurteilen, ob sie zur Realisation eines oder mehrerer generischer Prinzipien tauglich sind. Es wird davon ausgegangen, dass mehrere Techniken bzw. Methoden hierfür jeweils funktionell äquivalent sind, so dass Therapeuten Wahlfreiheit haben und ihre persönlichen Präferenzen, ihren Erfahrungsschatz und ihren persönlichen Stil gewinnbringend nutzen können. Eine Normierung der Vielfalt von Stilen und Praxisformen ist nicht beabsichtigt. Vielmehr geht es darum, mit Hilfe der Prinzipien

- eine theoretische Fundierung des praktischen Tuns zu ermöglichen,
- eine prozessadäquate Organisation des Behandlungsverlaufs zu erreichen und
- zu einer Komplexitätsreduktion der Praxis beizutragen, indem eine Vielzahl möglicher Situationen vor dem Hintergrund weniger Kriterien beurteilt werden kann.

Es besteht ein mehr-mehrdeutiges Verhältnis zwischen Methoden/Techniken und generischen Prinzipien: eine Methode dient evtl. der Umsetzung mehrerer Prinzipien, und ein Prinzip realisiert sich in mehreren konkreten Methoden. Das Prinzip der Energetisierung realisiert sich z. B. durch Methoden der Anliegen- und Zielklärung (z. B. mittels Wunderfrage), die Aktivierung von Ressourcen, die Berücksichtigung persönlicher kognitiv-affektiver Bezugssysteme, die Ermöglichung erster Erfolgserlebnisse, usw.

Methoden und Techniken sind in der Gesamtimprovisation des Prozesses melodischen und rhythmischen Versatzstücken vergleichbar, die in den Behandlungsverlauf sinnvoll eingebaut werden: dynamische Komponenten einer umfassenden Prozessgestalt. Generische Prinzipien und Theorie fungieren als Verständnis- und Gestaltungsinstrumente, die es dem Therapeuten erlauben sollen, als beteiligter Mitspieler gestaltend Einfluss zu nehmen, Überblick zu gewinnen sowie den Prozess zu analysieren und zu begründen. In der *Prozessgestaltung* liegt unseres Erachtens der zentrale Punkt der therapeutischen Kunst und des Expertentums. Die generischen Prinzipien sollen für diese Prozessgestaltung zugleich Verständnis, Sicherheit und Freiheit ermöglichen, ersetzen aber nicht Erfahrung, Intuition und Kompetenzen des Komplexitätsmanagements. Abbildung 13 zeigt die Begründungs- und Verweisungszusammenhänge zwischen den genannten Aspekten des Theorie-Praxis-Brückenschlages. Tabelle 1 gibt praktische Hinweise für die Umsetzung der Prinzipien.

Tabelle 1: Hinweise für die Umsetzung der generischen Prinzipien. Die generischen Prinzipien dienen als Reflexions- und Entscheidungshilfe in der Therapie- und Beratungspraxis.

1 Stabilitätsbedingungen	– Wird das Setting vom Klienten als unterstützend erlebt? – Gibt es ausreichend Struktur im Behandlungsablauf? – Ist das Vorgehen (z. B. die Vorbereitung von emotions-fokussierenden Interventionen) für den Klienten verstehbar und transparent? – Beziehungsqualität und Vertrauen zum Therapeuten (Kompetenz, Glaubwürdigkeit, emotionale Standfestigkeit, Beziehungstests). – Gibt es auch Unterstützung und Sicherheit, die ein Klient aus sich selbst heraus erhalten kann (Erfahrung von Selbstwirksamkeit, Kontrollierbarkeit und Handhabbarkeit, Zugang zu persönlichen Ressourcen, Selbstwertunterstützung, Kongruenzerfahrung mit zentralen Plänen und Schemata)? – Gibt es „Ressourcenpersonen" im sozialen Umfeld des Klienten, die ihm in seinem therapeutischen Entwicklungsprojekt unterstützen und ihm Sicherheit geben können?
2 Identifikation von Mustern des relevanten Systems	– Auf welches System und welche „Kognitions-Emotions-Verhaltens-Muster" (KEV-Muster) beziehen sich die zu fördernden Selbstorganisationsprozesse? *Methoden:* z. B. idiografische Systemmodellierung, Plan- und Schemaanalyse, Ressourceninterview. Die Fallkonzeption liefert ein Bezugssystem für das therapeutische Vorgehen und bietet Ansatzpunkte für mögliche Interventionen.

Tabelle 1: (Fortsetzung)

3 Sinnhaftigkeit	– Erlebt der Klient seine Entwicklungsprozesse als sinnvoll? – Stehen sie in Korrespondenz mit zentralen Lebenskonzepten (Worauf ist der Klient stolz? Was war für ihn bisher im Leben wichtig?)? – Ist der Veränderungsprozess selbst mit dem Lebensentwurf des Klienten kompatibel (z. B. bezüglich Zeitpunkt, Zielen, Erklärungsmodell/Rationale, Menschenbild)? – Gibt es im Leben des Klienten Kongruenzerfahrungen hinsichtlich der Befriedigung zentraler Bedürfnisse (Lust/Unlustvermeidung; Kontrolle und Verstehbarkeit; Bindung und soziale Zugehörigkeit; Selbstwerterhöhung, vgl. Grawe, 2004)? – Können zentrale Pläne und Annäherungsziele gelebt werden?
4 Energie und Motivation	– Welche motivationsfördernden Bedingungen gibt es in der Therapie? – Aktivierung von und Zugang zu Ressourcen (z. B. durch ein Ressourceninterview). – Annäherungsziele (was bringt das Leuchten in die Augen?) vs. Vermeidungsziele. – Intensivierung von Emotionen. – Emotionale und motivationale Bedeutung von Zielen, Anliegen und Visionen des Klienten.
5 Destabilisierung/ Fluktuationsverstärkung	– Gibt es erlebte Inkongruenzen? → Thematisiere diese, mache sie emotional erfahrbar! – Bereiten sich Destabilisierungen bestehender Muster schon innerlich vor (z. B. Gefühl, dass bisher gelebte Formen der Wirklichkeitskonstruktion, der emotionalen Verarbeitung oder des Verhaltens nicht [mehr] passen)? – Befindet sich der Klient (zunehmend ausgeprägter, länger) in anderen, mit neuen oder emotional relevanten Erfahrungen assoziierten Zuständen? – Können Übungen und Rollenspiele, Verhaltensexperimente, Fokussierung auf die Ausnahmen von einem Problemmuster, Einführung bisher nicht benutzter Unterscheidungen und Differenzierungen, Erarbeitung von veränderten Verständniszusammenhängen und Deutungen (Reframing), konfrontative oder provokative Verfahren, etc. sinnvoll sein?

Tabelle 1: (Fortsetzung)

6 Kairos, Resonanz und Synchronisation	– In welchem „State of Mind" oder kognitiv-emotionalen Verarbeitungszustand befindet sich der Klient? – Entsprechen die aktuell durchgeführten Maßnahmen und Therapieangebote dem aktuellen kognitiv-emotionalen Zustand des Klienten? – Können Körperhaltung, Sprechgeschwindigkeit, Sprechpausen, Blickkontakt, „Bilder", Metaphern oder idiosynkratische Begriffe und Redewendungen aufgegriffen werden? – Lasse dem Klienten Zeit für innere Such- und Verarbeitungsprozesse! – Signalisiert der Klient Aufnahmebereitschaft oder Zustimmung zu Inhalten, Vorgehensweisen, etc. („Yes-Set" nach Berg & Miller, 1998; de Shazer, 1989)? – Passen die Sitzungsabstände und die „Dosis" der Interventionen?
7 Gezielte Symmetrieberechung	– Hilfestellungen: Strukturelemente eines neuen Ordnungszustandes lassen sich beispielsweise in Rollenspielen oder mit Hilfe motorischer Übungen realisieren. Ein bestimmter Zustand kann sich kohärent einstellen. Passende Emotionen triggern die Aktivierung von KEV-Mustern. – Imagination von Zielzuständen, Antizipation von Verhaltensweisen – Können in Vorbereitung neuer Situationen Hilfen wie Symbole, Rituale, Vorsätze, „Anker" gegeben werden? – „Anker" und kleine „Übergangsobjekte" in Situationen mitnehmen, in denen ein neues KEV-Muster erstmals realisiert werden soll
8 Re-Stabilisierung	– Wiederholung, Variation, Nutzung neuen Verhaltens in unterschiedlichen Situationen und Kontexten, positive Verstärkung. Integration in bestehende Selbstkonzepte.

5 Synergetisches Prozessmanagement

Das Konzept des synergetischen Prozessmanagements (SPM) enthält einen Vorschlag, wie Psychotherapie und Beratung als Förderung von Selbstorganisationsprozessen in biologischen, psychischen und/oder sozialen Systemen ausgestaltet werden kann. Zugleich ist das SPM als Entwurf einer integrativen und schulenübergreifenden Psychotherapie gedacht (vgl. Abb. 14).

Ausgangspunkt ist der Theoriekern der Synergetik sowie der mathematische Formalismus der Theorien komplexer dynamischer Systeme, auf den sich die Synergetik bezieht und den sie sich zu Nutze macht. Um konkrete Spezifizierungen des formalen Theorie-

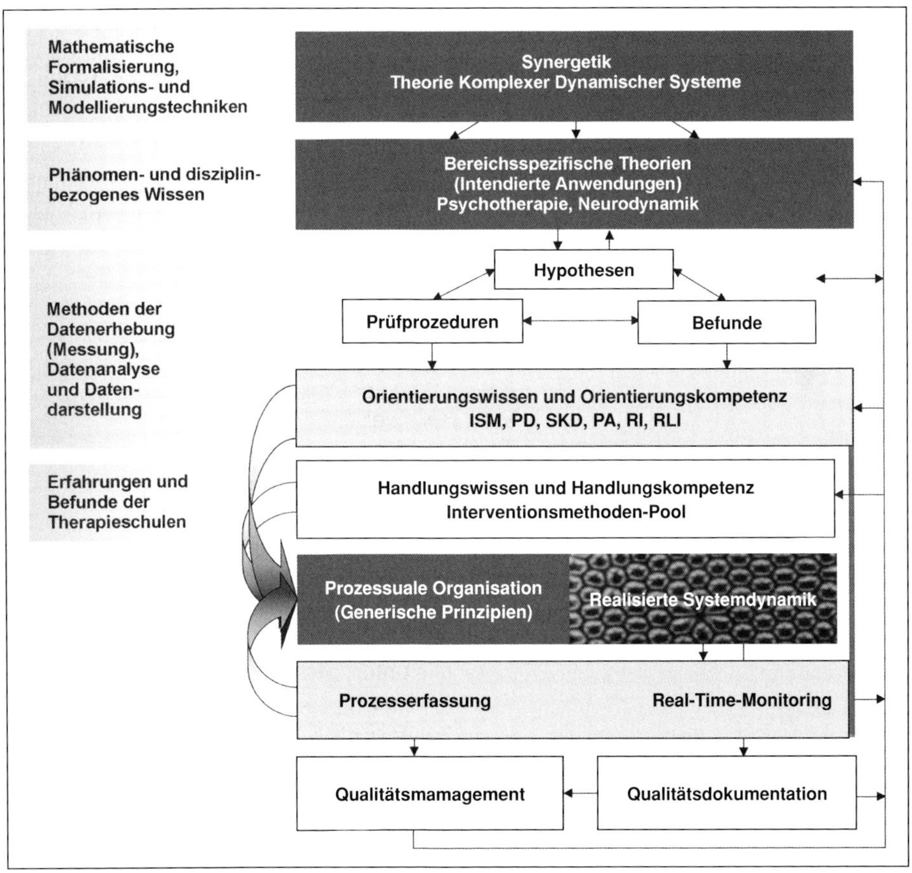

Abbildung 14: Struktur und Komponenten des Synergetischen Prozessmanagement (SPM) mit Bezug auf das Tätigkeitsfeld Psychotherapie (aus Haken & Schiepek, 2010, S. 442). Abkürzungen: ISM = Idiographische Systemmodellierung; PD = Prozessdiagnostik; SKD = Stabilitäts- und Kohärenzdiagnostik; PA = Plan- und Schemaanalyse; RI = Ressourceninterview; RLI = Ratinginventar lösungsorientierter Interventionen.

kerns für bestimmte Anwendungen zu erzeugen, muss eine Anreicherung durch Zusatzannahmen und phänomenspezifische Bezüge erfolgen. Erst eine solche Kernerweiterung führt zu prüfbaren Theorien für intendierte Anwendungen, z. B. für psychotherapeutische Veränderungsprozesse oder die Dynamik neuronaler Systeme (zur strukturalistischen Theorienauffassung s. Haken & Schiepek, 2010, S. 277 ff.; Stegmüller, 1973, 1979; Westmeyer, 1992). Hierzu ist ein Zugriff auf phänomenspezifisches Wissen notwendig.

In einem wissenschaftlichen Kontext ist nach einer phänomenbezogenen Kernerweiterung die Ableitung von Hypothesen möglich, welche nach geeigneten Operationalisierungen und mit geeigneten Messverfahren einer Testung unterzogen werden. Notwendiges Instrumentarium für die Aufbereitung, Darstellung und Analyse von Messergebnissen, die unter Nutzung von Verfahren des Real-Time-Monitoring meist in Form von Zeitreihen vorliegen, ist das Methodenspektrum der linearen und nichtlinearen Zeitreihenanalyse.

Im SPM kommen eine Reihe von Verfahren zum Einsatz, die eine Darstellung der Funktionsweise und Vernetzungsstrukturen der jeweils interessierenden Systeme ermöglichen. In Abbildung 14 werden sie dem Orientierungswissen und der Orientierungskompetenz der Praktikerin zugeordnet. Beispiele sind die idiografische Systemmodellierung (ISM; Schiepek, 1986, 1991; Schiepek et al., 1998), die Methoden der Plan- und Schemaanalyse (PA; Caspar, 1996; Grawe et al., 1996), das Verfahren der Konfigurationsanalyse (Identifikation von „States of Mind“; Horowitz, 1987), Verfahren der Inkongruenzanalyse (Grawe, 2004; Grosse-Holtforth & Grawe, 2004) oder die Erfassung von Ressourcen (Ressourceninterview [RI]; Schiepek & Cremers, 2003). Für die Erfassung von Interaktionsmustern bei Paaren und in Familien gibt das Handbuch von Cierpka (2008) einen Überblick. Diese Verfahren dienen der Identifikation und Beschreibung von Kognitions-Emotions-Verhaltens-Mustern von Klientinnen in ihrem Lebensumfeld oder in der Interaktion mit der Therapeutin. Entscheidend ist es bei den Fallkonzeptionen, sich über die Grenzen des beobachteten und zu verändernden Systems, über die räumliche und zeitliche Auflösung der Modellbildung und über die betrachtete(n) Systemebene(n) (biologische, psychische, sozial-interaktionelle Ebene) im Klaren zu sein.

Ein wesentlicher Aspekt der Orientierungskompetenz besteht darin, Informationen über dynamische Merkmale selbstorganisierender Prozesse zu erhalten. Die Prozesserfassung mit Verfahren des Real-Time-Monitoring (z. B. dem Synergetischen Navigationssystem, SNS) bietet hierfür verschiedenen Möglichkeiten, z. B. die Darstellung von Itemverläufen (Rohwerte und aggregierte Verläufe der Subskalen) sowie Analysen der dynamischen Fluktuationsintensität und Komplexität der Zeitreihen. Auch der Grad der Systemkohärenz bzw. Synchronisation (gemittelte Item-Interkorrelation) ist während der Entwicklung eines Systems verfolgbar, ebenso sich kontinuierlich verändernde Korrelationsmatrizen, welche über aktuelle Subsystemkopplungen Auskunft geben. Diese Analysetools dienen zur Stabilitäts- und Kohärenzdiagnostik eines dynamischen Systems (SKD). Der Messfühler in die Dynamik eines Therapieprozesses muss sich nicht auf subjektive Einschätzungen der Klienten beschränken, wie sie etwa mit dem Therapieprozess-Bogen (Haken & Schiepek, 2010, S. 363 ff.; Schiepek et al., 2012) gewonnen werden. Beliebige andere Informationen (z. B. von Therapeuten oder aus dem Umfeld des Klienten) oder auch physiologische Daten (Fahrenberg et al., 2002, 2007) sind prinzipiell ebenso erfassbar und analysierbar. Verfahren des internetbasierten Real-Time-Monitoring sind ein Herzstück des synergetischen Prozessmanagements, da sie eine datenbasierte Navigation durch die Turbulenzen selbstorganisierter Entwicklungsprozesse eines Systems ermöglichen.

Natürlich müssen Therapeuten ein Repertoire an Interventionsmethoden und therapeutischen Techniken zur Verfügung haben, wie sie in entsprechenden Aus- und Weiterbildungen erlernt werden. Insofern Therapeuten auf die Erfahrungen und Befundlage unterschiedlicher Schulen zurückgreifen können, dabei aber auch immer ihre eigenen Präferenzen, ihr persönliches Kompetenzprofil und ihren persönlichen Stil berücksichtigen werden, kann man das synergetische Prozessmanagement auf der Ebene der Interventionsmethoden – und nur auf dieser! – als eklektisch bezeichnen.

Beachte:

Interventionstechniken dienen der Realisierung der generischen Prinzipien und bieten dem Praktiker innerhalb der funktionellen Äquivalenz mehrerer Techniken für die Realisierung jeweils eines Prinzips Spielräume und Wahlfreiheit. Sensibel sollte man allerdings dafür sein, dass Behandlungstechniken in ihrem ursprünglichen Entstehungs- und Verwertungszusammenhang in bestimmten Kontexten von Überzeugungen und Erklärungsmodellen stehen, die man eventuell nicht mit übernimmt oder verändert.

Diese Wahlfreiheit gegenüber Techniken positioniert das synergetische Prozessmanagement in eine von den Therapieschulen unabhängige Position, ohne aber auf wertvolle Erfahrungen und Befunde über die Wirkung verschiedenster Behandlungsmethoden, wie sie innerhalb bestimmter Schulen vorliegen, verzichten zu müssen. Zugleich kann auf diesem mittleren Niveau die Identifikation der Praktikerinnen und Praktiker mit ihren Ansätzen erhalten bleiben. Die Unabhängigkeit des synergetischen Prozessmanagements von klassischen Therapieschulen beruht weiterhin auf der Tatsache, dass die Synergetik als generelle Theorie von Veränderungs- und Innovationsprozessen auf einer erheblich allgemeineren und auch abstrakt-formaleren Ebene ansetzt als übliche Psychotherapietheorien.

Die verfügbaren Interventionsmöglichkeiten und Informationen werden vor dem Hintergrund der generischen Prinzipien reflektiert und geprüft, um zu einem klientengerechten, d. h. seinem momentanen Entwicklungs- und Systemzustand entsprechenden therapeutischen Angebot zu kommen. Die generischen Prinzipien dienen dabei als Filter und Kriterien für kontinuierliche, adaptive Indikationsentscheidungen. Im Hintergrund steht das Modell der „relativ rationalen Rechtfertigung“ von Therapieentscheidungen (Westmeyer, 1979, 1997). In Abbildung 14 ist die Filter- und Screeningfunktion der generischen Prinzipien durch die Pfeile symbolisiert, die vom Real-Time-Monitoring, der klinisch-diagnostischen Modellierung des Systems (Orientierungswissen auf Grundlage angewandter Assessment-Verfahren) und dem verfügbaren Pool an Interventionsmethoden auf die generischen Prinzipien zulaufen.

Der Klient wird in das Prozessfeedback und in die Auswertung der Verlaufsanalysen aktiv einbezogen, und zwar in Form regelmäßiger SNS-basierter Therapiegespräche (vgl. Abb. 15). Damit entsteht eine partnerschaftliche Kooperation, in der der Klient sein eigener Prozessgestalter wird und die Prozesssteuerung zunehmend selbst in die Hand nimmt. Dies sollte sich in positiver Weise auf seine Therapiemotivation, sein Selbstwirksamkeitserleben und sein Selbstwertgefühl sowie auf die Therapiebeziehung auswirken.

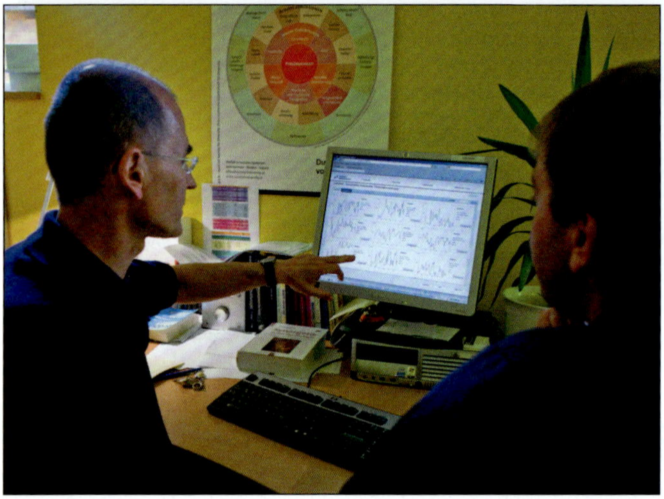

Abbildung 15: SNS-basiertes Therapiegespräch.

Die SNS-basierte Prozessdokumentation und Prozessanalyse schließen auch die Therapieevaluation ein. Zu beliebigen Messzeitpunkten können Fragebögen vorgelegt und soziodemografische wie auch therapiebezogene Daten erfasst werden (z. B. bei beim Erstkontakt vor Behandlungsbeginn, bei Behandlungsbeginn, bei Behandlungsende und zu Katamnesezeitpunkten). Die Evaluationsergebnisse können in das Qualitätsmanagement einer Praxis oder Klinik einfließen und zur Grundlage der Optimierung von Prozessen und Behandlungsergebnissen werden.

Das SNS liefert eine vollständige Aufzeichnung des Behandlungsverlaufs und des Behandlungsergebnisses jeder einzelnen Therapie, wobei die Einzelfalldaten aggregiert und zu Gruppenstatistiken zusammengefasst werden können. Prozess-Outcome-Forschung wird damit in ökologisch valider Weise im konkreten Praxissetting möglich. Die Ergebnisse und Erfahrungen können auf verschiedene Komponenten und Ebenen des Modells zurückwirken und sowohl zur weiteren Verbesserung praktischen Handelns als auch zur Bearbeitung wissenschaftlicher Fragestellungen genutzt werden (Feedbackpfeile in Abbildung 14).

6 Das Synergetische Navigationssystem (SNS)

Die Erprobung und Entwicklung des Synergetischen Navigationssystems passt in den Trend, eine alltagsnahe Datenerfassung im Feld möglich zu machen. Nicht nur durch Internettherapien, sondern auch durch internetbasierte Datenerhebung wird die Informatik damit zunehmend mehr für Anwendungsfelder wie Psychotherapie, Psychosomatik, Psychiatrie, aber auch Coaching und Beratung erschlossen.

6.1 Ambulatory Assessment und Real-Time-Monitoring in der Psychotherapie

Ein Vorteil dieser alltagsnahen Datenerfassung (*ambulatory assessment*) liegt in einer höheren Validität – insbesondere ökologischen Validität – und Reliabilität als die Datenerfassung in artifiziellen Situationen bzw. im Labor (Ebner-Priemer & Trull, 2009; Fahrenberg et al., 2007). Wenn es darum geht, Verhalten und Erleben im Alltagskontext zu erfassen, dann gibt es wohl auch keine Alternative dazu, als eben elektronische Medien, insbesondere internetfähige Eingabegeräte zu benutzen (Ebner-Priemer & Bohus, 2008).

Eine Variante dieses Trends zum Ambulatory Assessment ist die Prozesserfassung von Daten in der Psychotherapie. Mit Hilfe solcher Prozessdaten, die in den meisten Fällen aus Selbsteinschätzungen der Patienten resultieren, gelingt ein mehr oder weniger zeitnahes Feedback über den tatsächlichen Therapieverlauf. Die Arbeitsgruppe um Lambert konnte beispielsweise nachweisen, dass mit Hilfe von Verlaufsdaten mögliche Verschlechterungen im Therapieverlauf frühzeitig erkannt werden können (Lambert et al., 2001). Während offenbar auch erfahrene Therapeuten nicht in der Lage waren, sich abzeichnende Verschlechterungen zu identifizieren, gelang dies durch den wiederholten Einsatz eines Fragebogens (Outcome Questionnaire 45; Lambert et al., 2002a; die deutsche Fassung dieses Fragebogens steht auch im SNS zur Verfügung). Der Fragebogen erfasst den Stand der Symptombelastung und der funktionellen Beeinträchtigung von Patienten und ermöglicht es damit, Therapien zu identifizieren, die „not on track“ verlaufen – was bedeutet, dass sie sich außerhalb eines Konfidenzbandes von Referenztherapien (Verläufe von Patienten ähnlicher Diagnose und Beeinträchtigung) bewegen (Lambert et al., 2002b, 2005). Spezielle Handlungsanweisungen an den Therapeuten im Verschlechterungsfall konnten zu einer „Kurskorrektur“ beitragen (Lambert et al., 2005). Weitere Effekte einer engmaschigen Prozesserfassung sind Einblicke in dynamische Muster wie die in Kapitel 2.5 beschriebenen sudden gains oder sudden losses im Psychotherapieverlauf – ohne entsprechende Informationstechnologie wären solche Einblicke kaum denkbar. Berücksichtigt man darüber hinaus die Möglichkeiten eines Prozessfeedbacks und der gemeinsamen Prozessreflexion mit dem Patienten, so ist der Ruf nach einem Routineeinsatz von elektronischen Prozessmonitoring-Systemen in der therapeutischern Praxis (Lambert, 2010; Lutz et al., 2010; Schiepek et al., 2011) gut nachzuvollziehen.

Eine grundlegende Entscheidung betrifft dabei die Messfrequenz. Möchte man nicht nur Zustandsstichproben von Variablen, sondern Verlaufsmuster identifizieren, so ist eine dichte und kontinuierliche Messung unabdingbar. Was als dichte Messung gelten kann, hängt von den interessierenden Phänomenen und deren genuiner Dynamik ab. Beim Echtzeit-Neurofeedback mit EEG (Rief & Birbaumer, 2006) oder funktioneller Magnetresonanztomografie (Johnston et al., 2010; Mathiak & Weisskopf, 2011) erfolgt ein solches Feedback in wenigen Sekunden (beim EEG auch schneller). Therapeutische Kommunikation und Beziehungsgestaltung lässt sich videobasiert zwar in einer Taktfrequenz von mehreren Sekunden erfassen (Schiepek et al., 1997), doch sind entsprechende Kodierungen meist aufwändig und der Grundlagenforschung vorbehalten. Geht man von Dynamiken bzw. Rhythmen im circadianen Bereich aus (z. B. Hormonschwankungen, Stimmungsschwankungen), so wären Messungen im Stundentakt angemessen.

Neben der Dichte von Messungen kommt es auf eine gleichmäßige Taktung an, d. h. Erfassungen sollten äquidistant erfolgen. Nur so können Analysen im Frequenzbereich (z. B. Fast Fourier-Analysen, Time-Frequency Distributions) und andere, vor allem nichtlineare Analysen sinnvoll durchgeführt werden. Mit einem Gedankenexperiment kann man sich das bedeutsame Verhältnis von Eigendynamik des interessierenden Phänomens und der Mess- bzw. Abtastfrequenz wie folgt veranschaulichen: In einem komplett dunklen Raum dreht sich eine Scheibe, auf der ein Punkt aufgemalt ist. Zur Bestimmung der Position des Punktes steht ein stroboskopisches Licht zur Verfügung. Die Flackerabstände des Lichtes lassen die Position des Punktes und damit die Beurteilung der Dreh- bzw. Winkelgeschwindigkeit der Scheibe ganz unterschiedlich erscheinen: die Scheibe scheint zu stehen, wenn man genau die Umdrehungsfrequenz trifft, sie scheint sich langsam oder schnell oder auch rückwärts oder völlig erratisch zu bewegen, je nach Abfolge der Lichtblitze. Kennt man die Eigendynamik des Untersuchungsgegenstandes nicht und hat überdies auch keine Information über die Messabfolge, so ist eine Beurteilung der Dynamik nicht sinnvoll möglich. Letzteres ist aber genau der Fall, wenn man Psychotherapieprozesse in unregelmäßigen Abständen (z. B. in den unregelmäßigen Anständen der stattfindenden Sitzungen oder in Zeitstichproben mit unbestimmten Abständen) erfasst, wobei von Studie zu Studie diese Abstände anders ausfallen und noch nicht einmal dokumentiert werden. In Zukunft sollte auf eine Standardisierung der Abtastfrequenz psychotherapeutischer Prozesse ebenso großer Wert gelegt werden wie üblicherweise auf die Standardisierung und Normierung von Messinstrumenten (z. B. Fragebögen), nicht zuletzt um die Ergebnisse der Prozessforschung vergleichbar zu machen.

Zielt man (a) auf eine Kompletterfassung und nicht nur auf Zeitstichproben von Therapien ab, (b) auf dichte Messreihen mit (c) äquidistanter Taktung und muss dann noch (d) die Praktikabilität und den anfallenden Aufwand ins Kalkül ziehen, so spricht dies nach vorliegenden Erfahrungen für *tägliche Messungen*. Bisherige Erfahrungen in mehreren Kliniken zeigen, dass dies praktikabel ist. Im Routinefall wird für tägliche Selbsteinschätzungen im Bereich der stationären und teilstationären Psychotherapie der Therapie-Prozessbogen (TPB) benutzt, der nach einer neueren explorativen und konfirmatorischen Faktorenanalyse auf Basis von N = 149 Therapieverläufen 23 Items 5 Subskalen zuordnet: I Therapeutische Fortschritte, II Beschwerden und Problembelastung, III Beziehungsqualität und Vertrauen zu den Therapeuten, IV Dysphorische Affektivität, V Beziehung zu den Mitpatienten (Schiepek et al., 2012). Die bisher im SNS implementierte Form für vollstationäre Therapien benutzt 42 Items, verteilt auf 7 Subskalen. Eine erweiterte Form für tagesklinisch durchgeführte Therapien umfasst 47 Items.

Die in der klassischen Testtheorie übliche Vorstellung eines „wahren" Wertes, der zusammen mit dem Messfehler den tatsächlich gemessenen Wert ergibt, sollte im Bereich des Prozessmonitorings ersetzt werden durch ein „wahres Prozessmuster", zu dem dann noch ein „Rauschterm" oder Messfehler hinzukommt. Was aber ein wahres Prozessmuster ist, hängt entscheidend von den zur Beschreibung des Prozesses benutzten Konstrukten und ihrer Operationalisierung ab, von der Ebene der Betrachtung (Erleben, Verhalten, Physiologie), von der Abtastfrequenz der Messung und von der theoretischen Konzeptionalisierung des Prozesses. Ein wahres Prozessmuster existiert also nicht „an sich", sondern ist eine Funktion mindestens der genannten Aspekte.

6.2 Funktionalitäten des SNS

Beim Synergetischen Navigationssystem (SNS) handelt sich um ein *generisches* System, das die Implementierung verschiedenster Fragebögen, Rating- und Beobachtungssysteme erlaubt (natürlich innerhalb des lizenzrechtlichen Rahmens). Die Dateneingabe kann mit fast allen internetfähigen Geräten erfolgen (z. B. PCs, Notebooks, iPhones). Damit ist eine maximale räumliche und zeitliche Flexibilität für die Dateneingabe im Feld und auch für die Einsichtnahme in die Analyseergebnisse möglich (*ubiquitous computing*). Datenschutz und Datensicherheit sind gewährleistet (die Sicherheitstechnologie entspricht der des Online-Banking; verwendet werden https-pages und auch anonymisierte Benutzernamen und Passwörter).

Neben einem Verwaltungsmodus (u. a. Anlegen von Usern, Übersicht über aktuelle User sowie Archiv für abgeschlossene Fälle, Vergabe von Rechten, Zuweisung von Fragebögen zu Einzelpersonen oder zu Nutzerkategorien) und der Klientendokumentation nach PsyBaDo kann eine Auswahl von Fragebögen vorgenommen werden (z. B. zur Erfassung von Störungsbildern, Symptomausprägungen, Behandlungszufriedenheit oder Bindungsmustern, z. B. DASS 21 [Lovibond & Lovibond, 1995], ISR [Tritt et al., 2007], BSL [Bohus et al., 2009], BSS [Schepank, 1995], Y-BOCS [Goodman et al., 1989; Hand & Büttner-Westphal, 1991]). Für die Prozesserfassung mit täglicher Dateneingabe steht der Therapie-Prozessbogen (TPB) in verschiedenen Varianten zur Verfügung.

Mit Hilfe eines *Fragebogeneditors* können auch eigene Fragebögen für die Prozesserfassung angelegt werden. Dazu sind die Items zu formulieren, die Art und Ausprägung der Antwortskalen festzulegen und zu beschriften (z. B. Likert-Skalen, visuelle Analogskalen), sowie die Zugehörigkeit der Items zu Subskalen zu definieren. Damit lassen sich auf einzelne Klienten, Gruppen oder Teams zugeschnittene, spezifische Inhalte erfassen (z. B. Therapieziele, Konfliktthemen, Ressourcen; vgl. Kapitel 7.3).

Erforderlich ist, die Zeitschedulierung der verschiedenen Fragebögen festzulegen. Möglich sind eine einmalige Vorgabe, Vorher-Nachher-Messungen, regelmäßige Vorgaben („time sampling") in fast beliebigen Taktungen, sowie eine Vorlage von Fragebögen ohne Zeittaktung (d. h. unmittelbar nach dem Ausfüllen steht der Fragebogen sofort wieder zur Verfügung; „event sampling").

Die Vorlage der Items erfolgt üblicherweise randomisiert, wobei die Randomisierung auch abgeschaltet werden kann. Nach dem Ausfüllen der Skalen steht ein Kommentarfeld, z. B. zum Schreiben von Therapietagebüchern zur Verfügung. Fragebögen, die innerhalb eines gewählten Zeitfensters nicht ausgefüllt wurden, können in einer definierbaren Zeitspanne nachgetragen werden. Erfolgt kein Eintrag (missing data), so wird der fehlende Wert einer Zeitreihe durch einen kubischen Spline geschätzt und ergänzt. Ergänzte Werte werden farblich markiert.

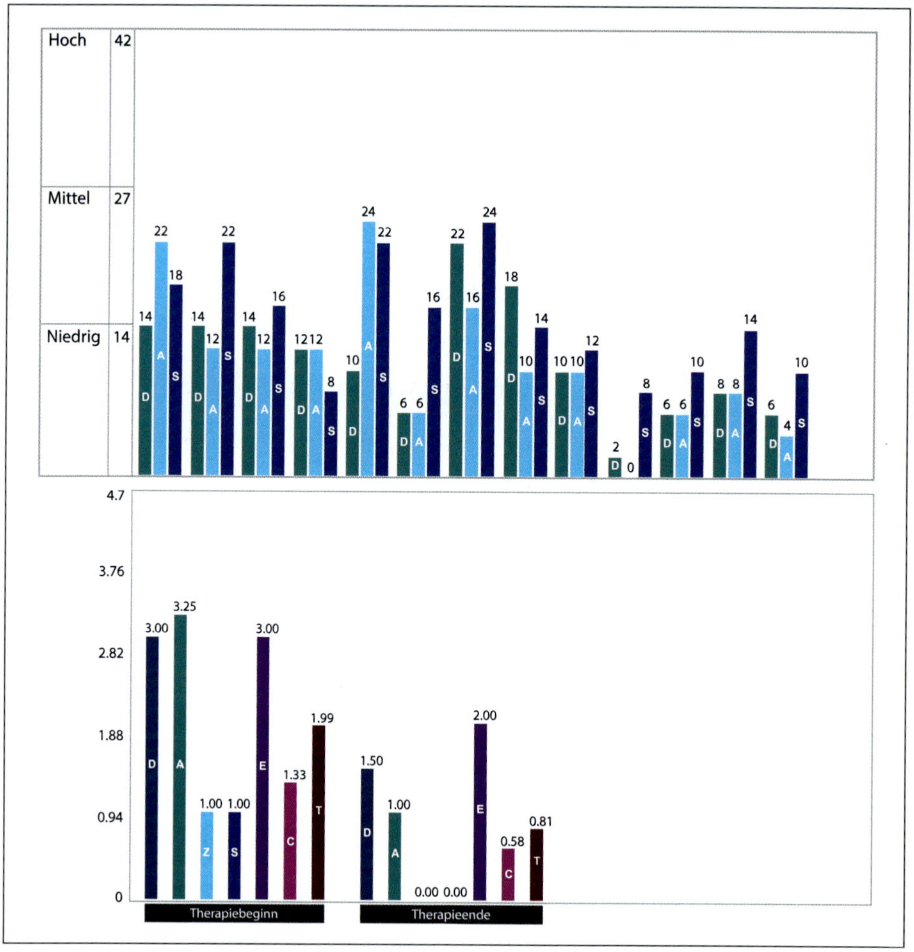

Abbildung 16: Resultate der Outcome-Fragebögen. Oben: Verlauf eines Outcome-Maßes (Kurzform des DASS 21 mit 21 Items; Lovibond & Lovibond, 1995) mit den Subskalen „Depression" (D), „Angst" (A) und „Stress" (S). Hier im wöchentlichen Abstand erfasst. Die Werte beziehen sich auf die Falldarstellung in Kapitel 7 (Frau B.). Die erhöhten Ausprägungen etwa in der Mitte der Therapie entsprechen der in den Abbildungen 17, 18, 23 und 24 gezeigten kritischen Instabilität des Verlaufs. Unten: ICD-10 basiertes Symptomrating (ISR, Tritt et al., 2007) mit den Subskalen D (Depression), A (Angststörung), Z (Zwangsstörung), S (somatoforme Störung), E (Essstörung) und C (Zusatzskala) (T repräsentiert den Durchschnitt aller Skalen) vor und nach einer Therapie (Frau B., vgl. die Falldarstellung in Kapitel 7).

Die Resultate der Outcome-Fragebögen werden in Säulendiagrammen visualisiert (vgl. Abb. 16). Die Ergebnisse der Prozessfragebögen werden in Form von Zeitreihen (Grafen) dargestellt (vgl. z. B. Abb. 2, Abb. 5, Abb. 21 bis 24), wobei zwischen unterschiedlichen Größen und Anordnungen der Diagrammfelder gewählt werden kann. Die Diagrammfelder sind unabhängig voneinander konfigurierbar, so dass entweder mehrere oder alle Itemverläufe eines Klienten oder aber z. B. ein bestimmtes Item in seinem Verlauf bei unterschiedlichen Klienten dargestellt werden können. Die ausgewählte Itemkonfiguration kann gespeichert werden. Wird die Konfiguration zu einem späteren Zeitpunkt wieder aufgerufen, so lädt und zeigt sie automatisch den aktuellen Stand der Entwicklung. Bewegt man den Cursor über den Grafen einer Zeitreihe, so ist pro Messzeitpunkt der Messwert, das Ausfülldatum und der Tagebucheintrag abzulesen (letzterer kann auch unsichtbar gemacht werden).

Über z-Transformationen und Mittelungen können die Zeitreihen der Subskalen (Faktoren) eines Fragebogens berechnet und visualisiert werden. Sie werden aufgrund der z-Transformation variierend um den Mittelwert 0 in Einheiten von Standardabweichungen dargestellt. In einem Diagramm können in unterschiedlichen Farben bis zu 7 Zeitreihen übereinander gelegt werden, wobei auch die Zeitreihen von Analyseergebnissen ausgewählt werden können. Da sowohl die Rohwerte der Zeitreihen (z. B. 7-stufige oder 100-stufige Auflösung), als auch die Verläufe der Faktoren, als auch die Analyseergebnisse (dynamische Komplexität, Permutationsentropie) auf unterschiedlichen Skalenranges und -auflösungen liegen, werden die Grafen optisch angepasst und kalibriert (vgl. z. B. Abb. 11 und 24). Nach Wunsch können unterschiedliche Zeitreihen (z. B. mehrere Rohwertverläufe, mehrere Komplexitätsverläufe) auch gemittelt werden.

Die Möglichkeit, den aktuellen Status dreier generischer Prinzipien in einer Ampel darzustellen, wurde oben bereits beschrieben (vgl. Kapitel 4.5, Abb. 12).

Alle erzeugten Grafiken können ausgedruckt werden, ebenso die Tagebuchtexte. Für den Export von Daten (Zeitreihen der Item-Rohwerte, der Faktoren bzw. Subskalen, der Komplextäten und der Permutationsentropie) in Excel- oder csv-Dateien steht eine Datenexport-Funktion zur Verfügung. Damit können die Daten in andere Statistik- und Zeitreihenanalyseprogramme transferiert werden. Auch die Tagebuchtexte können zu Zwecken von Textanalysen in Word exportiert werden. Umgekehrt können Zeitreihendaten in das System zu Zwecken von Analyse und Visualisierung importiert werden.

Folgende zeitreihenanalytische Verfahren sind derzeit im SNS implementiert:

- *Dynamische Komplexität.* Diese setzt sich aus einem Fluktuations- und einem Verteilungswert zusammen. Die Komplexität wird in einem Gleitfenster frei wählbarer Breite berechnet und für jedes Item bzw. jeden Faktor eines Fragebogens im Zeitverlauf dargestellt. Mit Bezug auf die Verteilung von zurückliegenden Komplexitätswerten (der Zeithorizont des „Komplexitätsgedächtnisses" ist frei wählbar) wird zur Signifikanzbestimmung ein 95 %- und ein 99 %-Konfidenzintervall berechnet, das die Signifikanzschwellen des jeweils aktuellen Komplexitätswertes der Dynamik definiert (vgl. Abb. 11 und 24; zum Algorithmus s. Haken & Schiepek, 2010; Schiepek & Strunk, 2010).
- *Komplexitäts-Resonanz-Diagramme.* Die Ausprägung der Komplexität der einzelnen Zeitreihen kann in einem sowohl auf das real auftretende Maximum der Komplexität

(vgl. Abb. 17) als auch hinsichtlich des Maximalwertes frei kalibrierbaren Diagramm (vgl. Abb. 18) in Farbe dargestellt werden. Da man daran erkennt, bei welchen Items und Faktoren Komplexitätsänderungen und -intensivierungen synchron auftreten (z. B. bei kritischen Instabilitäten), werden diese Darstellungen als Komplexitäts-Resonanz-Diagramme (KRD) bezeichnet. Neben der direkten Umsetzung von Komplexitätsausprägungen in ein Farbspektrum gibt es auch KRDs mit 3 verschiedenen Signifikanzschwellen (Signifikanzbestimmung innerhalb der jeweiligen Zeitreihen), wobei die signifikanten Komplexitätsausprägungen hellgrau, mittelgrau und schwarz markiert sind.

- *Permutationsentropie*. Das Verfahren berechnet die Wahrscheinlichkeit von Sequenzmustern aufeinanderfolgender Werte (die Sequenz- bzw. Wortlänge ist frei wählbar) eines Zeitreihenabschnitts mittels Shannon-Information. Permutiert werden die Größenrelationen aufeinander folgender Werte auf Ordinalniveau (Algorithmus in Bandt & Pompe, 2002; Schiepek & Strunk, 2010). Wie die dynamische Komplexität wird auch die Permutationsentropie im Zeitverlauf dargestellt.

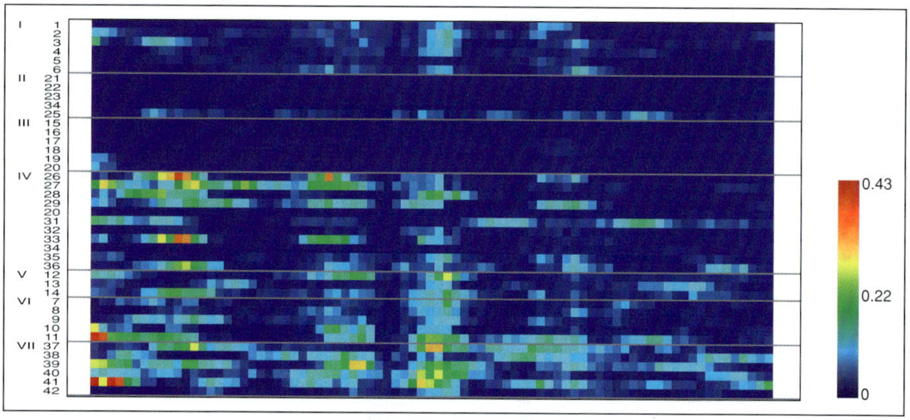

Abbildung 17: Komplexitäts-Resonanz-Diagramm des Therapieprozesses von Frau B. (Falldarstellung in Kapitel 7). Jede Zeile des Diagramms repräsentiert ein Item des TPB, gruppiert nach den 7 Faktoren der in Haken und Schiepek (2010, S. 363 ff.) dargestellten Faktorenanalyse. Die Ausprägung der dynamischen Komplexität ist in eine Farbskala von 0.00 (dunkelblau) bis zum maximal vorkommenden Wert (hier .43, dunkelrot) übertragen. Man erkennt bei den meisten Faktoren eine vertikale Struktur erhöhter Komplexität. Die beiden mittleren Säulen entsprechen der in der Falldarstellung beschriebenen kritischen Instabilität. Abweichend davon sind die Komplexitäten der Faktoren II („Klima und Atmosphäre an der Klinik") und III („Beziehungsqualität/Offenheit/Vertrauen zu den Therapeuten") durchweg sehr gering ausgeprägt (dunkelblau), was einer konstant guten Therapiebeziehung und einem hohen Sicherheitserleben auf der Therapiestation (auch im Verhältnis zu den Mitpatienten) entspricht.

- *Recurrence Plots.* Das Verfahren macht wiederkehrende Muster (Werteabfolgen) von Zeitreihen in einem Zeit *x* Zeit-Diagramm erkennbar (Eckmann et al., 1987; Webber & Zbilut, 1994). Es beruht auf der Einbettung von Zeitreihen in einen Ersatzphasenraum mit Zeitverzögerungskoordinaten, wobei die euklidischen Abstände der Vektorpunkte direkt in Farbe übertragen werden (Farb-Recurrence Plots) oder nach Vorgabe eines Radius um jeden Vektorpunkt binär markiert werden (Nachbarpunkt innerhalb oder außerhalb des wählbaren Radius; Schwarz-Weiß-Plot) (vgl. Abb. 19). Deutlich werden Musterwechsel (Ordnungsübergänge) und Transienten (Perioden kritischer Instabilität). Recurrence Plots und KRDs zeigen in vielen Fällen komplementäre Muster.
- *Synchronisationsmuster.* Die Absolutwerte |r| der Iteminterkorrelationen eines Fragebogens werden zu einem mittleren Korrelationsverlauf $\langle |r| \rangle_t$ gebündelt. Dies ist ein Maß der inneren Kohärenz (Ordnerstärke) der Dynamik (unabhängig davon, ob die Verläufe direkt oder spiegelverkehrt synchron verlaufen). Die Interkorrelationen der einzelnen Itemverläufe werden in einer Dreiecksmatrix in Farbabstufungen dargestellt (von –1 [dunkelrot] über 0 [weiß] bis +1 [dunkelgrün]). Die Korrelationsmatrizen werden in einem frei wählbaren Zeitfenster berechnet. Mit einem Marker kann man die Matrizen über den Verlauf ziehen, was die Veränderung der Synchronisationsmuster wie in einem Film sichtbar macht. Bis zu vier Matrizen können optisch fixiert werden (vgl. Abb. 25).

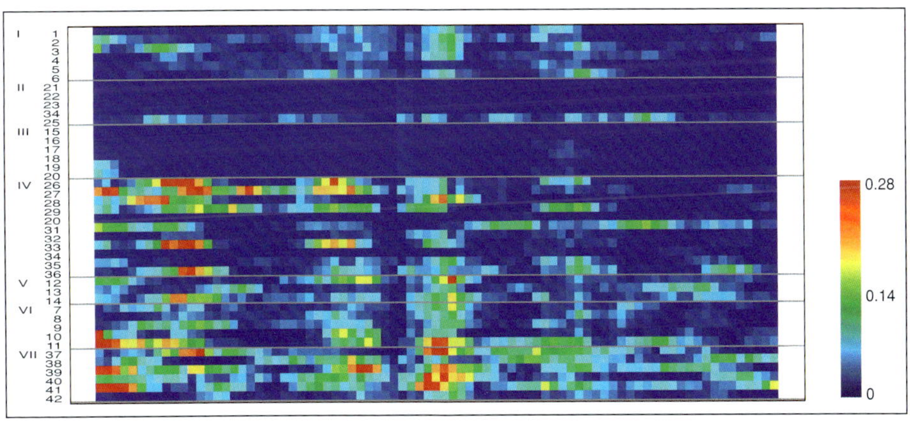

Abbildung 18: Komplexitäts-Resonanz-Diagramm des Therapieprozesses von Frau B. Die Ausprägung der dynamischen Komplexität ist in eine Farbskala von Dunkelblau (0) bis zu einem frei gewählten Wert von .28 (dunkelrot) übertragen. In dieser Kalibrierung werden die Kontraste zwischen hoher und niedriger Komplexität noch deutlicher erkennbar.

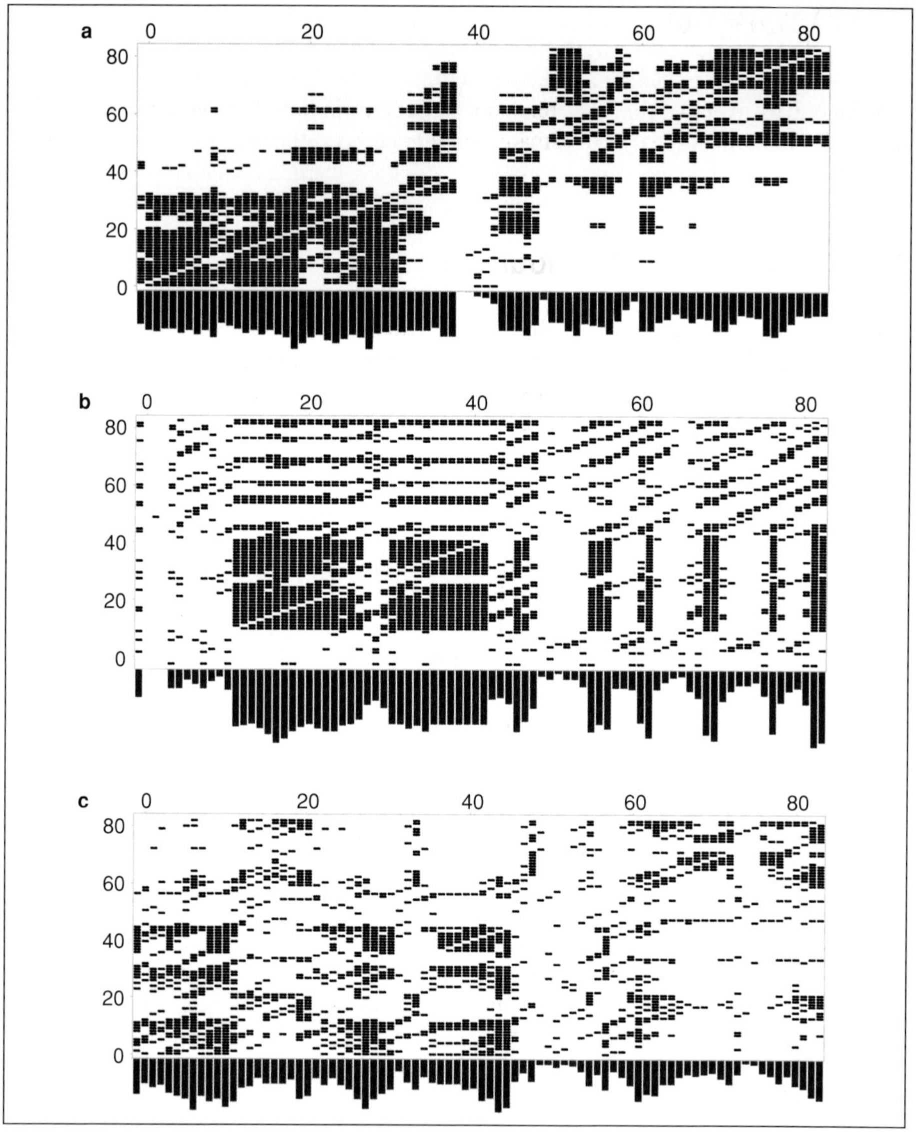

Abbildung 19: Recurrence Plots der Zeitreihen einer Patientin (Frau B., vgl. die Falldarstellung in Kapitel 7). (a) Item 25 des TPB: „Im Kontakt zu Meinen Mitpatienten/-innen fühle ich mich angespannt“ (Zeitreihe in Abb. 21), (b) Item 31 des TPB: „Freude“ (Zeitreihe in Abb. 21), (c) Faktor I des TPB: „Therapeutische Fortschritte/Zuversicht/Selbstwirksamkeit“ (Zeitreihe in Abb. 24). Einbettung jeweils in einen dreidimensionalen Ersatzphasenraum mit Zeitverzögerung 1 (x–1, x–2, x–3). Radius: 23 (Item 25), 25 (Item 31), 29 (Faktor I). Erkennbar ist eine kritische Instabilität (Transiente mit geringer Rekurrenz, d. h. wenig Punkten) mit einer Veränderung des dynamischen Musters nach dieser Instabilität (Daten beziehen sich auf die Falldarstellung in Kapitel 7, vgl. auch die Abbildungen 17, 18, 21, 23 und 24).

7 Fallbeispiel

An einem Fallbeispiel aus dem Bereich der stationären Psychotherapie sollen einige Elemente des synergetischen Prozessmanagements und des Prozessmonitorings illustriert werden.

7.1 Probleme und Ressourcen

Die Klientin ist Frau B., etwa 30 Jahre, mit sportlichem Outfit und Kurzhaarschnitt. Jahrelange wiederkehrende depressive Episoden sieht man ihr auf den ersten Blick nicht an. Bei der Aufnahme berichtet sie von ständigem Gedankenkreisen, starker Antriebslosigkeit, existenziellen Zukunftsängsten, extremer innerer Unruhe, Gefühlstaubheit und Emotionslosigkeit, sowie von sehr belastenden Depersonalisations- und Derealisationserscheinungen. Zu Beginn der Behandlung leidet sie sehr darunter, sich nicht spüren zu können, keine wirklichen Gefühle zu haben, und unter „unbeschreibbarer" Traurigkeit.

Frau B. ist seit sieben Jahren verheiratet und hat eine Tochter im Kindergartenalter. Mit ihrem Kind gäbe es keine größeren Probleme, jedoch erlebt sie die Ehe als chronisch angespannt. Sie würde sehr viel für ihre Familie tun, dem Mann alles durchgehen lassen, seine Hobbys unterstützen, Fahrdienste für ihn erledigen und ihm jeden Wunsch von den Augen ablesen. Dabei komme sie selbst permanent zu kurz und würde ihre eigenen Bedürfnisse hintanstellen. Dies sei allerdings ein Muster, das sie bereits seit der Kindheit kenne. Um gegenüber dem strengen Vater bestehen zu können und wenigstens etwas Aufmerksamkeit zu bekommen, versuchte sie mit eiserner Selbstdisziplin im familiären Alltag, in der Schule und auch im Leistungssport optimal zu funktionieren. Auf diese Weise entwickelte sie eine extreme Leidensfähigkeit und konnte damit Erfolge erzielen. Sie hatte „Erfolg im Leiden", wie sie das nennt, zum Beispiel bei Ausdauersportarten, und lernte, auch unerwünschten Aktivitäten einen Nutzen abzugewinnen. Diese Überlebensstrategien entwickelte sie ziemlich gut, aber ihre Lebensfreude blieb auf der Strecke, und ihre sozialen Kontakte hatten eher funktionalen Stellenwert für das Erbringen von Leistung. Sie spürte permanenten Druck und entwickelte ein Gefühl von Hilflosigkeit und Verlustangst: Würde sie nicht funktionieren, könnte sie jegliche emotionale Bindung zu ihren Eltern verlieren. So entwickelte sich neben einer fundamentalen Verlustangst auch kein stabiles Selbstwertgefühl.

Konkrete Erinnerungen an die Kindheit gibt es wenige, aber sie weiß, dass sie sich schon als Kind oft so traurig fühlte, dass sie am liebsten „aus dem Fenster springen wollte". Sie lebte viel in Tagträumen und in ihrer eigenen Fantasiewelt, und der Rückzug beim Bücherlesen und in die Welt von Romanen ist ihr heute noch wichtig. Neben den Belastungen in ihrem Leben kann sie im Ressourceninterview einige Ressourcen und Kompetenzen benennen. Hierzu gehören ihre Fähigkeit, gut zuhören zu können und für sachliche wie für soziale Gegebenheiten hohe Aufmerksamkeit aufzubringen. Zudem beschreibt sie ihre Geduld als persönliche Stärke und ganz besonders, dass sie eine gute Mutter ist. Hinsichtlich ihrer Mutterrolle wird sie allerdings immer wieder von Zweifeln geplagt, ob sie angesichts ihrer Gefühlstaubheit und Traurigkeit, aber auch wegen des aktuellen

Klinikaufenthalts wirklich optimal auf ihr Kind bezogen ist (daher wird die Ausprägung der Ressource „gute Mutter sein“ aktuell auf einer Skala von 0 bis 10 nur auf 5 eingeschätzt). Ressourcen wie „Bauchgefühl“ und „Lebensfreude“ wären ihr ebenso wie andere Ressourcen sehr wichtig, konnten bisher aber nur zu einem geringen Niveau entwickelt werden: Ihr Potenzial (P) ist hier sehr gering ausgeprägt. Ihr Selbstwertgefühl liegt seit Jahren deutlich unter dem Potenzial (immerhin gibt es ein solches Potenzial, was nach der Beschreibung ihrer Kindheit zunächst verwundert), ebenso wie ihre Fähigkeit, aber auch ihr Wunsch nach Geselligkeit. Hinsichtlich Leidensfähigkeit liegen Ausprägung und Potenzial ganz oben, aber diese biografisch so wichtige Ressource möchte sie deutlich reduzieren und steht heute im Zentrum ihres Problemsystems (vgl. Abb. 26). Abbildung 20 zeigt ihr Ressourcenprofil, wie sie es in einem Ressourceninterview erarbeitet hat.

MEINE PERSÖNLICHEN RESSOURCEN												
RESSOURCE	**0**	**1**	**2**	**3**	**4**	**5**	**6**	**7**	**8**	**9**	**10**	**R**
Zuhören können					A		P				Z	10
Aufmerksamkeit						A			P		Z	10
Lebensfreude	A	P									Z	10
Geduld					A				P		Z	10
Leidensfähigkeit				Z							A, P	0
Reisen		A				P					Z	8
Selbstwertgefühl	A								P		Z	10
Geselligkeit			A						P		Z	9
Gute Mutter sein						A					P, Z	10
Bauchgefühl	A		P								Z	10

Anmerkung: A: Ausprägung; P: Potenzial; Z: Ziel; R: Relevanz

Abbildung 20: Die von Frau B. im Ressourceninterview beschriebenen Ressourcen, dargestellt im Formblatt des Ressourceninterviews.

Das Ressourceninterview:

Zu Beginn des Interviews wird der Klientin zunächst erläutert, was mit dem Begriff „Ressource“ gemeint ist. Einige Beispiele verdeutlichen, dass es sich um sehr Verschiedenartiges handeln kann: eigene Kompetenzen und Fähigkeiten, Bezugspersonen, soziale Bezüge und Zugehörigkeiten, materielle Ressourcen, Ideelles wie Ideen, Visionen, Erinnerungen, Spiritualtät und Religiosität, usw.

Dann wird nach den aktuellen Herausforderungen oder Lebensplänen gefragt, zu deren Meisterung oder Realisierung die Ressourcen eingesetzt werden sollen.

Im Anschluss soll die Klientin ihre Ressourcen benennen und vor allem jeweils durch ein oder mehrere Beispiele konkretisieren und beschreiben. Ziel ist dabei die Induktion eines kognitiv-emotionalen Ressourcenzustandes bzw. einer „Ressourcen-" oder „Lösungstrance". Meistens triggert die anschauliche Beschreibung der Beispielszenarien Assoziationen zu weiteren Ressourcen. Die Interviewerin ermutigt die Klientin, weitere Ressourcen aufzuspüren und zu benennen, wobei erfahrungsgemäß 10 bis 20 genannt werden, auch von stark „depressiven" Personen.

Die Ressourcen werden von der Klientin in ein leeres Formblatt eingetragen und anschließend nach vier Gesichtspunkten auf einer Skala von 0 bis 10 geratet: Ausprägung (A), Potenzial (maximale bisherige Ausprägung oder latente, aber ungenutzte Verfügbarkeit) (P), Ziel (wohin soll sich die Ressource nach einer bestimmten Zeit, z. B. am Ende der Therapie entwickeln?) (Z) und Relevanz (R). Man beachte, dass das Ziel (Z) für die zukünftige Ausprägung einer Ressource unter der momentanen Ausprägung (A) liegen kann, wenn eine bestimmte Ressourcennutzung (meist zugunsten von einer oder mehreren anderen) abgebaut werden soll. Details des Vorgehens sind in Schiepek und Cremers (2003) beschrieben, ebenso die konvergente und divergente Validität des Interviews mit verschiedenen klinischen Maßen (für ein weiteres praktisches Beispiel s. auch Schiepek & Matschi, 2013).

Als Therapieziele nennt Frau B., ihr Selbstwertgefühl zu verbessern, mehr Selbstsicherheit zu erlangen, ihre innere Lebendigkeit und ein kaum jemals entwickeltes Bauchgefühl (als Kontrast zur inneren Taubheit) wieder oder neu zu erspüren, ihre Konfliktfähigkeit zu verbessern und überhaupt Gefühle wieder deutlicher wahrnehmen und einordnen zu können. Als aktuell gravierendes Thema stellt sich die Beziehung zu ihrem Ehemann dar, mit dem es regelmäßig heftige Konflikte gibt. Frau B. fühlt sich trotz allen Einsatzes für ihn entwertet, nicht wahrgenommen und zudem kontrolliert. Herr B. scheint ihren Zustand nicht zu verstehen, in der Vaterrolle beschreibt sie ihn aber als sehr zuverlässig. Ihre Tochter beschreibt Frau B. als lebendig, fröhlich und im Wesentlichen unproblematisch. Unterstützung bekommt Frau B. aktuell von ihren Geschwistern und ihrer Mutter, auch wenn sie diesen Kontakt als manchmal anstrengend erlebt.

7.2 Therapieverlauf mit Ordnungsübergang

Frau B. kann sich in den ersten Wochen sehr schnell auf das Behandlungskonzept mit den unterschiedlichen Gruppen- und Einzeltherapien einlassen. Die Angebote wie Musiktherapie, Gestaltungstherapie, Nordic Walking, Chi Gong und Psychodrama erlebt sie als interessant, aber nicht emotional überfordernd. In der Klinik fühlt sie sich sicher, geborgen und unterstützt (vgl. Abb. 21, Item 21), und auch die Zusammenarbeit mit den Therapeuten, nicht zuletzt mit ihrer Bezugstherapeutin gelingt von Anfang an gut (vgl. Abb. 21, Item 15). Das generische Prinzip 1 (Schaffen von Stabilitätsbedingungen) ist für sie von Anfang an realisiert.

Erste Erfolgserlebnisse in der Therapie unterstützen ihr Gefühl, hier am richtige Platz zu sein und ein sinnvolles Behandlungsangebot zu bekommen (generisches Prinzip 3), innerhalb dessen es sich lohnen kann, sich zu engagieren (generisches Prinzip 4). Waren

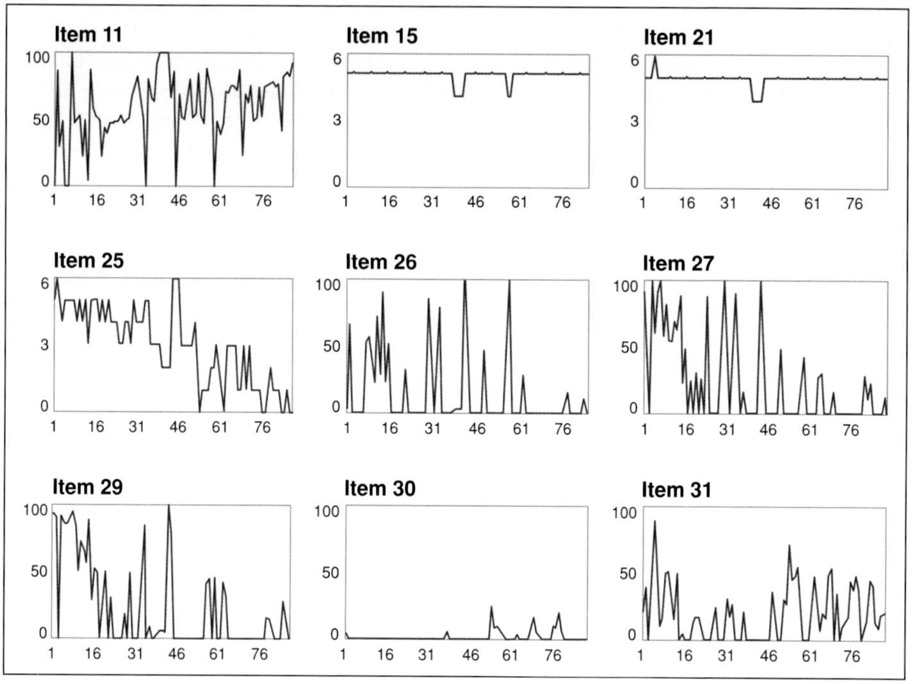

Abbildung 21: Die Dynamik einiger Items des Therapie-Prozessbogens (TPB) von Frau B. „Mein Interesse/Neugierde an den Themen und Inhalten der Therapie" (Item 11), „Die Arbeit mit den Therapeuten erlebe ich als hilfreich" (Item 15), „In der Klinik fühle ich mich sicher und unterstützt" (Item 21), „Im Kontakt zu meinen Mitpatienten/-innen erlebte ich mich heute angespannt" (Item 25), „Trauer" (Item 26), „Ärger/Wut" (Item 27), „Angst" (Item 29), „Selbstwertgefühl" (Item 30), „Freude" (Item 31).

es zunächst die Emotionslosigkeit und ein Gefühl der Leere, unter der Frau B. stark litt, gelingt ihr in der Musiktherapie und in der Körpertherapie relativ bald die Erfahrung von Gefühls- und Körperwahrnehmung. Das weckt ihr Interesse und ihre Neugierde an den Themen der Therapie (vgl. Abb. 21, Item 11). Und auch eine bemerkenswerte Gefühlsqualität prägt ihr Erleben speziell in den ersten beiden Wochen: nicht nur ihre Trauer ist immer wieder deutlich ausgeprägt (vgl. Abb. 21, Item 26), sondern vor allem auch Ärger und Wut (Item 27). So schreibt Frau B. bereits nach einer Woche in ihr SNS-Tagebuch: (1) „Heute hatte ich das erste Mal Musik-Einzeltherapie. Das hat mir sehr gut getan, denn heute habe ich sehr viel Aggression und Wut in mir gehabt" (die Zeitpunkte der Tagebucheintragungen sind in Abbildung 22 mit Ziffern markiert). Der Blick auf ihre Verlaufsdaten im SNS-basierten Therapiegespräch macht ihr deutlich, dass sie trotz ihres etablierten Selbstbildes von Emotionslosigkeit sehr wohl zum Empfinden von Gefühlen in der Lage ist. Nicht nur negative Gefühle (z. B. Angst, Item 29) sind spürbar, auch zum Erleben von Freude (Item 31) ist sie in der Lage. Fehlanzeige bleibt ihr Selbstwertgefühl (Item 30), das erst ab der Mitte der Therapie nach einer krisenhaften Entwicklung in kleinen Ansätzen spürbar wird (vgl. Abb. 21).

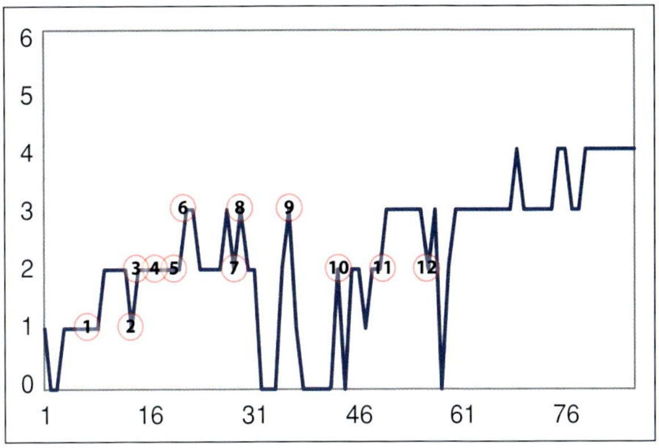

Abbildung 22:
Die Entwicklung von Item 1 („Es wird mir immer besser möglich, meine Probleme aus eigener Kraft zu lösen"). Markiert sind die Zeitpunkte der im Text zitierten und dort durchnummerierten Tagebucheintragungen, welche Frau B. im Anschluss an die Item-Ratings im Therapie-Prozessbogen (TPB) gemacht hat.

Nach zwei Wochen kann Frau B. ihre innere Unruhe, die Beeinträchtigung durch die Emotionslosigkeit, die Selbstzweifel und auch ihre Belastung durch die Gesamtsituation zunehmend in Worte zu fassen: (2) „Heute war ein sehr schwieriger Tag für mich. Ich fühlte mich extrem unruhig. Von meiner Situation ist nichts zu fühlen, was mich noch mehr einschränkt. Die Selbstzweifel waren heute enorm hoch und darum auch meine innere Unruhe. Ich will endlich wieder leben und mich mit allen Sinnen spüren, dass mein Selbstwert wieder in Einklang mit mir ist, dass ich besser beurteilen kann, was gut und was schlecht für mich ist." Am nächsten Tag scheint in der Tanz- und Bewegungstherapie eine innere Verkrustung aufzubrechen: (3) „Habe heute Tanz und Bewegung gehabt und es war sehr interessant. Ich habe heute das erste Mal ein Lächeln gespürt mit anschließenden nassen Augen, habe das schon lange nicht mehr gehabt und das hat mich gefreut." Allerdings steht für Frau B. in den darauf folgenden Tagen wieder ihre Verzweiflung an der Gefühllosigkeit im Vordergrund. (4) „Ich bin ratlos, was meine Gefühllosigkeit betrifft, denn es belastet mich schon sehr. [...] Es ist wirklich sehr schwierig für mich, den ganzen Tag „gefühlstot" herumzulaufen." Derartige Unterschiede zwischen den Tageseinschätzungen können als beginnende kritische Instabilität interpretiert werden (generisches Prinzip 5).

In den Narrativen der einzeltherapeutischen Sitzungen entsteht im dieser Therapiephase und dann über den weiteren Behandlungszeitraum hinweg mehr emotionaler Gehalt. In diesem wie in vielen anderen Fällen machen wir die Erfahrung, dass sich die Narrative zunächst in den SNS-Tagebüchern ändern – erkennbar an den beschriebenen Gefühlsqualitäten, der Wortwahl oder den Themen und Inhalten –, und dann erst in der direkten Kommunikation des therapeutischen Einzel- oder Gruppengesprächs. Insofern kann man die Tagebücher – sofern die Klientin grundsätzlich damit einverstanden ist, dass die Therapeutin diese liest – feinfühlig dazu benutzen, Klientinnen mit neuen Inhalten und ungelebten, abgespaltenen, (noch) nicht wahrnehmbaren oder (noch) nicht kommunizierbaren Gefühlen oder Themen zu konfrontieren. Im Unterschied zu Deutungen oder Hypothesen der Therapeutin handelt es sich hier nicht um deren Eindrücke, sondern um Texte aus der Feder der Klientin selbst.

Mit zunehmender Emotionalität wird für Frau B. auch ihr Partnerkonflikt spürbarer, und es entsteht der Wunsch nach einem gemeinsamen Partnergespräch – was auch baldmöglichst vereinbart wird. Thema sind dabei die Auswirkungen ihrer Depression auf Partnerschaft und Familie. Herr B. wirkt engagiert, und auch in der Bewertung von Frau B. läuft das Gespräch zufriedenstellend. Es sei ein Anfang gemacht. Frau B. reflektiert in den folgenden Einzelgesprächen verstärkt eigene Anteile an der Partnerproblematik und beginnt sich im Kontext des Ehekonflikts selbst deutlicher wahrzunehmen. Auch können erstmals Zusammenhänge zwischen den in der Lebensgeschichte erlittenen Kränkungen und Abwertungen und dem gegenwärtigen Erleben hergestellt werden. Frau B. ist sehr motiviert, eigene Muster besser erkennen und wahrnehmen zu können (vgl. die Items 1 [Abb. 22], 6 [Abb. 23], 11 [Abb. 21] sowie die TPB-Faktoren I und V [Abb. 24]).

Anstelle der Gefühlstaubheit wird nun ein „Gefühlschaos" thematisiert: (5) „Hatte heute wieder starke Kopfschmerzen, sehr zittrige Hände und eine innere Unruhe, dass mir bei der kleinsten Bewegung schon die Luft weggeblieben ist. Bin am Tag immer sehr müde und am Abend tue ich mich schwer beim Einschlafen. Der Antrieb fehlt mir auch in letzter Zeit sehr und von meinem Gefühlschaos habe ich auch die Nase voll."

In der vierten Therapiewoche schildert Frau B. starke Gefühle, als sie sich nach einem Wochenende zu Hause von ihrer Tochter verabschieden musste: (6) „Als ich dann am Abend zu Hause war und K. hingelegt hatte, weinte K. immer wieder und immer wieder, weil K. nicht wollte, dass ich wegfahre, ich sollte bei K. bleiben und das hat mir das Herz zerrissen."

Um für ihr „Sich-nicht-Spüren-Können" ein Verständnis zu entwickeln, sucht Frau B. nach Kindheitserinnerungen und den darin verborgenen Gefühlen. Frau B. nutzt ihre Fähigkeit zur Mentalisierung und entwickelt diese gleichzeitig auch weiter. So beschreibt sie eindrucksvoll: (7) „Heute war ein interessanter Tag. Ich habe in gewissen Situationen versucht, mich reinzufühlen, aber ich spüre nicht. Habe heute ein neues Buch begonnen und [...] ich habe weiter auf mich geschaut und wollte und wollte gewisse Situationen wahrnehmen, aber es geht nicht. Ich wollte meine Kindheit Revue passieren lassen und schauen, wie ich das ganze wahrgenommen habe, aber ich fühle es nicht einmal mit meinem Körper und wenn ich was spüre, dann ist es der Schmerz, der in mir steckt. Mein Wunsch wäre es, dass ich wieder Leben in mir spüre, dass ich selbstbewusst, selbstsicher werde und mich als Frau behaupten kann." Für diese Versuche des „In-sich-Hineinfühlens" erlebt sie die Arbeit mit dem SNS, die Mentalisierungsprozesse beim täglichen Ausfüllen des TPB und die Reflexion ihrer emotionalen Entwicklung, insbesondere die Bezüge zwischen ihren Emotionsverläufen und den konkreten Erfahrungen des jeweiligen Tages als sehr wertvoll.

Nach etwa fünf Wochen Therapiedauer durchläuft der Prozess eine kritische Instabilität. Frau B. wird von einer Mitpatientin persönlich angegriffen (s. die lokale Spitze in Item 25 [Abb. 21]) und hat dann noch Streit mit ihrem Mann. Anlass sind wieder selbstlose Dienstleistungen bis spät in die Nacht (z. B. „Taxifahrten"). Sie hatte sich erstmals einigermaßen stabil gefühlt, war am Wochenende zu Hause. Bei einer gemeinsamen Feier mit Bekannten kommt es zu einem Konflikt mit ihrem Mann. Freunde und Bekannte sprachen sie nicht auf ihren Klinikaufenthalt an, was sie erwartet hätte. Sie fühlte sich entwertet, nicht wahrgenommen und spürte Scham und Peinlichkeit, Hass, Wut und Ärger. Ihr Mann ging zudem nach der Feier noch mit Freunden aus und kümmerte sich nicht mehr um sie.

Ihr Tagebucheintrag: (8) „Ich war heute sehr emotional und konnte mich nicht mehr beruhigen." Es folgt nach Wochen der Besserung eine Krise von knapp zwei Wochen Dauer, in der es Frau B. teilweise sehr schlecht geht, z. B. (9): „Es war für mich ein sehr schlimmer Tag. Ich habe den ganzen Tag geweint und mir kam vor, als ob in mir etwas stirbt, war wie benebelt und hatte sehr wacklige Beine." Retrospektiv beschreibt sie, ein Gefühl *echter Traurigkeit* wahrgenommen zu haben. Am Tag nach der Eintragung (9) schildert Frau B. in einer Einzeltherapiesitzung sehr differenziert und selbstreflektiert entsprechende Gefühle, Gedanken, körperliche Reaktionen und Verhaltensmuster (10): „Heute war ich den ganzen Tag sehr angespannt und war sehr konfliktscheu. Wenn ich bemerkt habe, ich muss mich etwas stellen, blieb mir die Luft weg und mein Herz raste. Hatte Angst vor Kritik und habe im Nachhinein gemerkt, ich habe mich zu sehr hineingesteigert ohne jeglichen offensichtlichen Grund und ich brauchte sehr lange, bis ich mich wieder gefangen habe! Ich muss öfters den Mut haben nachzufragen und nicht immer alles auf mich beziehen. Das fällt mir in letzter Zeit sehr schwer."

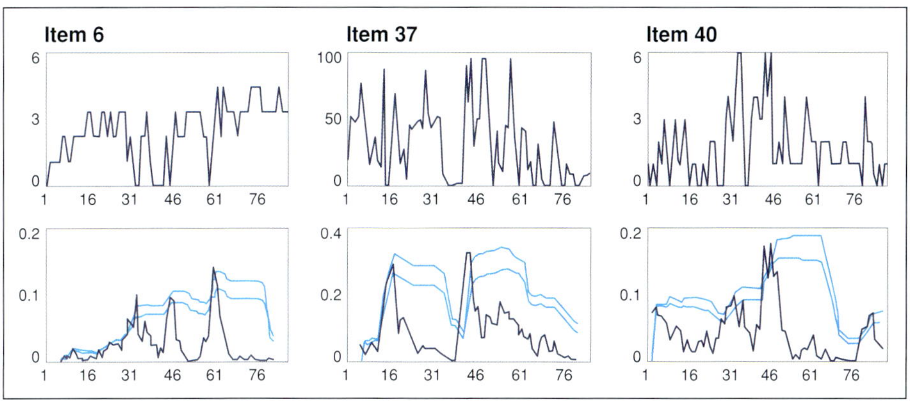

Abbildung 23: Die Entwicklung von Item 6 („In Bezug auf meine persönlichen Ziele erlebte ich mich heute als erfolgreich vs. erfolglos"), Item 37 (Ausprägung der „Beschwerden") und Item 40 („Heute habe ich mich meinen Problemen hilflos ausgeliefert gefühlt"). Darunter die Ausprägung der dynamischen Komplexität dieser Items (Berechnung in einem Gleitfenster von 7 Messpunkten [= Tagen] Breite). Die beiden zusätzlichen Kurven im unteren Teil der Diagramme (hellblau) repräsentieren ein 95 % (untere Linie) und ein 99 % (obere Linie) Konfidenzintervall mit einem Gedächtnishorizont von 21 Messpunkten.

Die kritische Instabilität dieser Therapie manifestiert sich in fast allen Items (vgl. die Abbildungen 21 und 22). Abbildung 23 zeigt, dass sie sich in dieser Phase hinsichtlich der Erreichung ihrer Therapieziele als erfolglos wahrnimmt, ihre Beschwerden (nach einer kurzen Phase auffälliger Beschwerdereduktion) stark zunehmen und sie sich auch ihren Problemen hilflos ausgeliefert fühlt.

In Abbildung 24 ist der Verlauf der Subskalen des Therapie-Prozessbogens (TPB) dargestellt. Nicht nur die dynamische Komplexität ist während dieser kritischen Phase er-

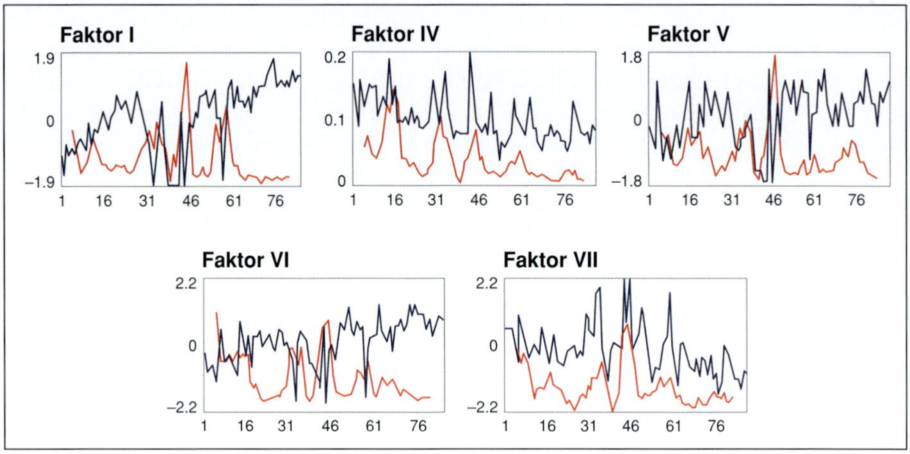

Abbildung 24: Die Entwicklung der Subskalen „Therapeutische Fortschritte/Zuversicht/Selbstwirksamkeit“ (Faktor I), „Dysphorische Affektivität/Innenorientierung“ (Faktor IV), „Perspektivenerweiterung/Innovation“ (Faktor V), „Intensität der Problembearbeitung“ (Faktor VI) und „Beschwerden/Problembelastung“ (Faktor VII) (blau). Diese Faktoren beruhen auf einer älteren Faktorenanalyse des TPB (s. Haken & Schiepek, 2010, S. 363 ff.). Zusätzlich zur Dynamik der Faktoren ist die Ausprägung der dynamischen Komplexität eingezeichnet (rot; Berechnung in einem Gleitfenster von 7 Messpunkten [= Tagen] Breite).

höht, auch die wöchentlich ausgefüllte Depressions-Angst-Stress-Skala (Lovibond & Lovibond, 1995) weist erhöhte Werte auf (Abb. 16). Von der Therapiekrise kaum oder nur wenig betroffen sind jedoch die Beziehung zu ihren Therapeuten und die erlebte Unterstützung in der Klinik (vgl. die Items 21 und 15 in Abb. 21). Insofern handelt es sich hier um ein Beispiel für eine Destabilisierung im Kontext von Stabilität.

Die Phase der kritischen Instabilität markiert einen Ordnungsübergang zu einem veränderten Kognitions-Emotions-Verhaltens-Muster. Nach begrenzter Zeit (knapp zwei Wochen) kann Frau B. die Krise überwinden, weitgehend aus eigener Initiative. Erstmals spürt sie deutliche positive Gefühle. Es wird ihr möglich, einen Badetag mit ihrer Tochter an einem See „in vollen Zügen zu genießen“, was vor allem bedeutet: ohne Schuldgefühle. Auch einen Nachmittag gemeinsam mit ihrer Tochter, die sie vom Kindergarten abholte, erlebt sie als „glücklich“. In der Therapie setzt sie sich sehr intensiv mit ihrem Verhalten und ihren Gefühlen auseinander; die therapeutische Arbeit gewinnt eine neue Qualität und Intensität. Die Kontakte zu ihren Mitpatienten/-innen finden nun auf einem wesentlich entspannteren Niveau statt (vgl. Abb. 21, Item 25). Zudem und bemerkenswert: Frau und Herr B. entschließen sich, eine Paartherapie zu beginnen.

Die kritische Instabilität dieses Ordnungsübergangs ist an der Entwicklung der dynamischen Komplexität (vgl. Abb. 23 und 24) sowie über alle Items hinweg an der synoptischen Darstellung im Komplexitäts-Resonanz-Diagramm (vgl. Abb. 17 und 18) zu erkennen. Der Verlauf der dynamischen Komplexität jedes Items ist in den KRDs in eine Farbskala übertragen und zeilenweise übereinander gelegt. Die relative Stabilität der die

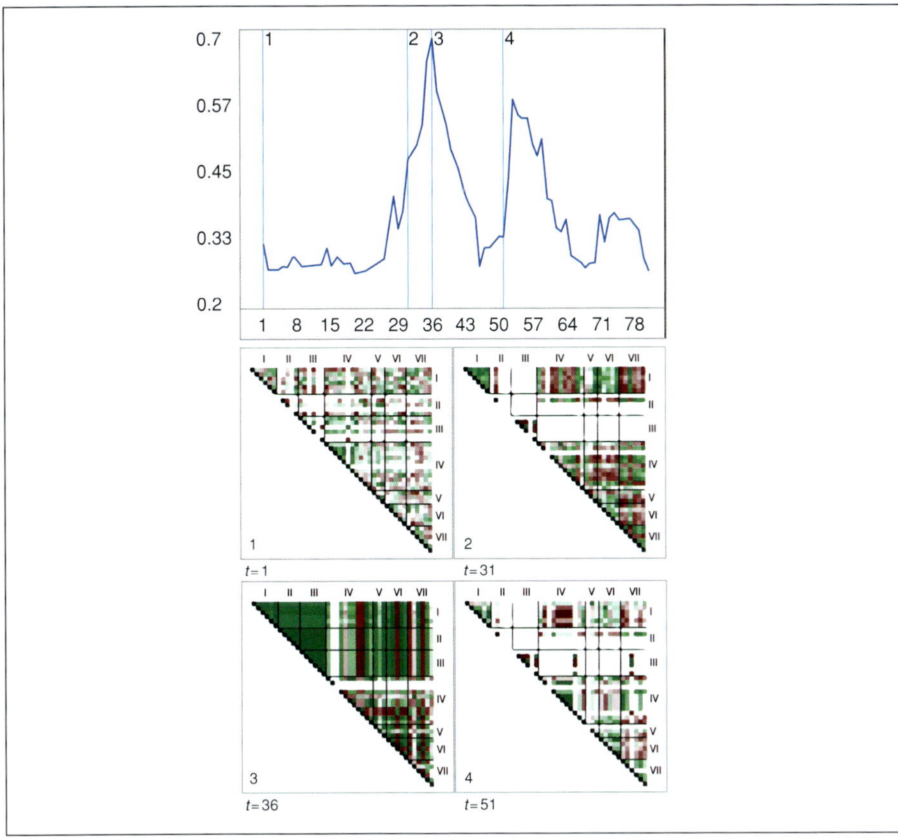

Abbildung 25: Verlauf der Interkorrelation aller Items des TPB, gruppiert nach den 7 Faktoren der in Haken und Schiepek (2010) dargestellten Faktorenanalyse. Die Korrelationen (bei n=42 Items sind das n(n–1)/2=861 Korrelationen) werden in einem Gleitfenster von 7 Messpunkten Breite berechnet. In die Mittelung der Korrelationen gehen nur die absoluten Beträge der Korrelation ein. Die Kurve ist ein Gradmesser der Synchronisation des gesamten Systems (hier: aller Items). Hier wie in vielen anderen Fällen kommt es zu einer Synchronisationszunahme im zeitlichen Umfeld von Instabilitäten. Festgehalten sind die Interkorrelationsmatrizen zu vier ausgewählten Zeitpunkten der Therapie. In diesen Matrizen sind sowohl die Ausprägung als auch die Richtung der Korrelationen farblich festgehalten (Intensität von Grün: positive Korrelation, Intensität von Rot: negative Korrelation, Weiß: Nullkorrelation oder keine Berechenbarkeit aufgrund fehlender Varianz). Man erkennt am Beginn eine weitgehend ungeordnete Struktur mit geringen Interkorrelationen. Die Struktur nimmt im Verlauf zu (z. B. negative Korrelationen zwischen den Items der Faktoren I „Therapeutische Fortschritte“ und VII „Beschwerden/Problembelastung“). Die weißen Streifen der Faktoren II und III repräsentieren die Stabilität dieser beziehungsorientierten Faktoren (geringe Varianz oder geringe Korrelation mit anderen Aspekten des Klientenerlebens). Inhaltlich bedeutet dies, dass die Beziehung zu Therapeuten und Mitpatienten vom Auf und Ab des emotionalen Geschehens wenig berührt wird (vgl. das generische Prinzip I).

therapeutische Arbeitsbeziehung abbildenden Items (Faktor III) ist an den blauen (= niedrigen) Komplexitätswerten dieser Items zu erkennen. Abbildung 19 zeigt den Ordnungsübergang in den Recurrence-Plots der Items „Anspannung gegenüber Mitpatienten“, „Freude“ und „Therapeutische Fortschritte“ (Faktor I). Betrachtet man die Interkorrelation aller Items in einem Gleitfenster von sieben Messpunkten, so zeigt sich eine Zunahme der Synchronisation zwischen den Items des TPB, d. h. zwischen den damit erfassten Erlebensaspekten der Klientin (vgl. Abb. 25). Dieses Phänomen der Synchronisationszunahme und damit der Dominanz nur eines Ordners (oder nur sehr weniger Ordner) in der gesamten kognitiv-emotionalen Dynamik des intrapsychischen Therapiesystems bei starker Instabilität wurde in vielen Therapien beobachtet (Haken & Schiepek, 2010, S. 407 ff.).

Nach ca. acht Wochen kommt es noch einmal zu einem Einbruch mit starken Kopfschmerzen: (11) „Habe heute an mir gearbeitet, doch leider waren die Kopfschmerzen stärker als ich.“ In Abbildung 24 beispielsweise ist diese Krise am letzten deutlichen „Zacken“ der Faktordynamiken I, V und VI (nach unten) und VII (nach oben) erkennbar.

Frau B. zeigt sich trotz dieses kurzen Einbruchs äußerst motiviert, die noch verbleibende Zeit der Therapie zu nutzen, um weiterhin an sich zu arbeiten: (11) „Ich bin fest entschlossen, die letzten Wochen dafür zu nutzen. Ich möchte mich selber endlich besser kennenlernen und wieder voll im Leben stehen. Ich hoffe, dass ich in der Zeit, in der ich noch in der Klinik bin, mich selbst finde und alle Fassaden fallen lassen kann.“ In ihrer Zuversicht, ihrem Erfolgserleben hinsichtlich ihrer persönlichen Ziele und anderen therapierelevanten Aspekten stabilisiert sie sich auf einem höheren Niveau (vgl. Abb. 21 bis 24). Trotz oder gerade wegen der hohen Intensität der Problembearbeitung (vgl. Abb. 24, Faktor VI) und Einsichtsbereitschaft (vgl. Abb. 24, Faktor V) kommt es danach aber immer wieder auch zu Phasen der Selbstabwertung und des Selbsthasses. Sie fühlt sich dann unzufrieden mit ihrem eigenen Körper und ihrem Aussehen: (12) „Heute habe ich den Tag als sehr turbulent erlebt. [...] Ich fühle mich in meinem Körper wie eine Fremde, fühle mich nicht wohl. Mir wird schlecht, wenn ich mich sehe, wenn ich wieder etwas mache, was mir nicht behagt.“

Es erfolgt wiederum eine massive Auseinandersetzung mit der Selbstwertthematik. Frau B. erinnert sich daran, dass sie als Kind viel Sport gemacht hatte, auch erfolgreich war und Preise gewonnen hatte. Vor allem die väterliche Spiegelung hatte ihr aber damals gefehlt, sodass sie ihre Erfolge nie wirklich wahrnehmen und damit auch nicht für ein positiveres Selbstbild nutzen konnte. Frau B., deren Erscheinungsbild immer sehr gepflegt war, entwickelt jetzt wieder echte Freude an einem attraktiven Äußeren. Und sie freut sich auch über entsprechende positive Rückmeldungen. In den letzten drei Behandlungswochen zeigt sich eine deutliche Stabilisierung. Trotz Einbrüchen in der Befindlichkeit, welche sich vorwiegend in Kopfschmerzen manifestieren, überwiegen die Tage, an denen positive Gefühle ihr Erleben bestimmen. Sie macht Ausflüge mit ihrer Tochter, unternimmt positiv eingeschätzte Freizeitaktivitäten und kann wieder viele Dinge genießen. Den Tag der Entlassung erlebt Frau B. sehr positiv; sie verlässt die Klinik mit optimistischem Blick auf ihre Zukunft. Auch die Paartherapie ist für die Zeit nach Klinikentlassung in die Wege geleitet.

7.3 Systemmodellierung

Ihre ausgeprägte Motivation und ihr Interesse an den Inhalten der Therapie konnten im letzten Drittel der Therapie zur Durchführung einer idiografischen Systemmodellierung genutzt werden. Die Erarbeitung idiografischer Systemmodelle findet in vielen Therapien früher statt, nämlich dann, wenn es um die Entwicklung einer Fallkonzeption geht. Im Fall von Frau B. erwies sich die Phase ihrer intensiven Auseinandersetzung mit sich und ihrer Vergangenheit, in der sie wieder Zugang zu Erinnerungen und Gefühlen entwickeln konnte, als geeigneter Zeitpunkt für die Durchführung dieser rekonstruierenden Methode. Abbildung 26 zeigt ihr persönliches (idiografisches) Modell.

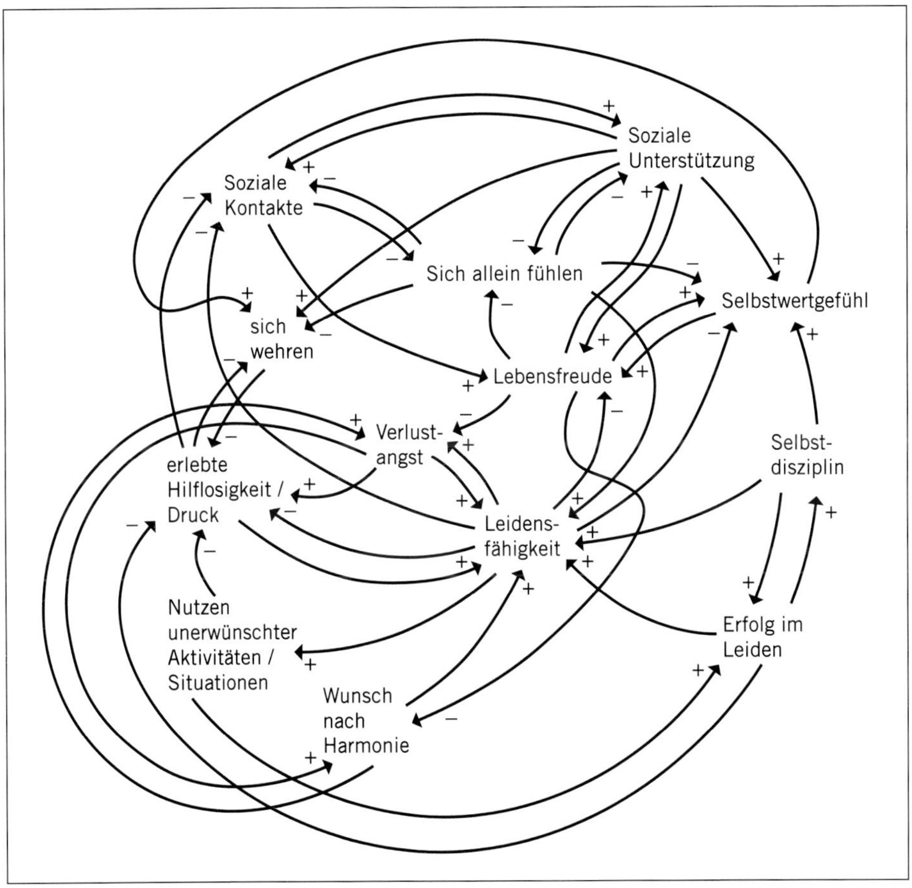

Abbildung 26: Das mit Frau B. entwickelte idiografische Systemmodell. Es diente als Grundlage für die Erstellung eines persönlichen Prozessfragebogens für die Zeit nach dem stationären Aufenthalt. Die Variablen des Modells werden dabei in ihrer Ausprägung täglich mit visuellen Analogskalen geratet (vgl. Abb. 27).

Idiografische Systemmodellierung:

Das Vorgehen der Systemmodellierung besteht in der Regel darin, sich zunächst das Problemszenario der letzten Wochen und Monate erzählen zu lassen. Dabei kann man zum besseren Verständnis vertiefend nachfragen und auch Problemlöseversuche, Copingstrategien, Ausnahmen von den Problemen und konstruktive Umgangsformen mit diesen thematisieren. Während der Erzählung macht sich die Therapeutin Notizen zu den Aspekten, Teilprozessen oder Begriffen, die dann als Komponenten des Modells verwendet werden. Danach gehen Klientin und Therapeutin die notierten Begriffe noch einmal durch und rekapitulieren oder modifizieren deren Bedeutung. Ein präzises gemeinsames Begriffsverständnis ist wichtig, ebenso die Wortwahl, welche für die Klientin wirklich zutreffend erscheinen muss. Als begriffliche Komponenten eines Systemmodells kommen „Variablen" in Frage, also Größen, deren Ausprägung sich in der Zeit (z.B. innerhalb von Stunden, Tagen oder Wochen) ändern kann. Nicht dagegen eignen sich Einzelpersonen („Franz", „Maria") oder Einzelereignisse. Möglich sind jedoch Variablen, welche die Beziehung zu Personen ausdrücken (z.B. die erlebte Nähe zu Maria oder die Intensität der Konflikte mit Franz) oder die erlebte Intensität der Erinnerung an ein bestimmtes Ereignis. Die Variablen bezeichnen intraindividuelle oder interpersonelle Aspekte eines umfassenderen Systems, z.B. Kognitionen, Emotionen, Motive, Verhaltensweisen, und ähnliches. Sie werden in Form von theoretischen Konstrukten der Psychologie oder aber in der Alltagssprache benannt.

Nach der Sammlung der Systemkomponenten stellt man sich gemeinsam an eine Flipchard und versucht, die Wirkungen der einzelnen Komponenten aufeinander grafisch darzustellen. Die Wirkungen der einzelnen Komponenten des Modells aufeinander werden in Form von Pfeilen dargestellt, welche im einfachsten Fall durch + oder – qualifiziert sind. + bedeutet eine gleichgerichtete Relation (z.B. „Je mehr Lebensfreude, umso ausgeprägter das Selbstwertgefühl" oder umgekehrt „Je geringer die Lebensfreude, umso schlechter das Selbstwertgefühl"). – bedeutet eine gegengerichtete Relation (z.B. „Je mehr es ihr gelingt, einen Nutzen in unerwünschten Aktivitäten zu erkennen, umso besser kann sie damit Gefühle von Hilflosigkeit und Druck abbauen" oder umgekehrt „Je weniger es ihr gelingt, einen Nutzen in unerwünschten Aktivitäten zu erkennen, umso stärker spürt sie Hilflosigkeit und Druck"; „Geringe Leistung erhöht Schuldgefühle" oder umgekehrt „Hohe Leistung reduziert Schuldgefühle") (vgl. Abb. 26).

Möglich sind direkte Wechselwirkungen (z.B. „Lebensfreude" und „Selbstwertgefühl" oder „Erfolg im Leiden" und „Selbstdisziplin" aktivieren und triggern sich gegenseitig; Abb. 26), Schleifen, die mehrere Komponenten einbinden (z.B. die „Lebensfreude" könnte [etwa über eine positivere Ausstrahlung] dazu führen, dass die erfahrene „soziale Unterstützung" mehr „soziale Kontakte" möglich macht und wiederum die „Lebensfreude" steigert; oder: „Leidensfähigkeit" reduziert die „Lebensfreude", was verstärkt dazu führt, „sich allein zu fühlen"; je mehr sich Frau B. allein fühlt, umso weniger gelingt es ihr, „sich zu wehren", d.h. Ansprüche von sich fern zu halten, die ihr nicht gut tun, womit „Druck" und „erlebte Hilflosigkeit" zunehmen und sie schließlich wieder ihre „Leidensfähigkeit" steigern muss, um zu (über)leben; Abb. 26), oder Rekursionen einer Variable auf sich selbst (autokatalytische Effekte).

Mit zunehmender Vernetzung der Komponenten werden Zusammenhänge deutlich, die vorher nicht gesehen wurden oder wo nur einseitige Ursache-Wirkungs-Relationen denkbar waren (nach dem Motto: „x ist Schuld an y").

Ausgangspunkt und Bezugsszenario ihres Modells war ihre aktuelle Lebenssituation. Sie beschrieb ihr Erleben und Verhalten ihrem Partner gegenüber. Thema waren unter anderem ihr Wunsch nach Harmonie und ihre Verlustängste, die sie immer wieder dazu brachten, Dinge zu tun, die sie nicht wollte, und sich mit dieser unerwünschten Haltung im Leben einzurichten. Ihre Leidensfähigkeit und ihre „Kompetenz", in ungeliebten Aktivitäten erfolgreich zu sein und diesen sogar einen Nutzen abzugewinnen, hatte sie gewissermaßen optimiert, und zwar seit Kindheit an. So war es für sie bedeutsam zu sehen, welche Parallelen dieses anhand ihrer aktuellen Lebenssituation entwickelte Modell zu den Erfahrungen und (Über-)Lebensstrategien ihrer Kindheit hatte. Einsichtig wurden ihr damit auch verschiedene Dynamiken und Prozessmuster in ihrem „Problemsystem", sowie immer wieder reproduzierte Verunmöglichungen und Blockaden auf dem Weg zu mehr Lebensfreude und Selbstwert.

Damit lieferte das Systemmodell Ansatzpunkte für Veränderungen, unter anderem deshalb, weil sie ihre eigenen Anteile an der Entwicklung klar erkennen konnte. Aufgrund der erarbeiteten Zusammenhänge und der „Variablenhaftigkeit", d. h. der in beide Richtungen veränderbaren Ausprägung der einzelnen Komponenten sind Systemmodelle *bistabile Kippgestalten* par excellence: Sie verdeutlichen, wie sich Probleme entwickeln und stabilisieren, sie verdeutlichen aber auch, dass und wie der Weg anders herum laufen kann, wie sich Synergieeffekte in Richtung Lösung ergeben können und wo man bei der Veränderung ansetzen kann.

Zweck der Systemmodellierung war in ihrem Fall auch die Entwicklung eines persönlichen Fragebogens, welcher die Komponenten des Systemmodells als Items bzw. Fragen enthält. Im SNS ermöglicht der Fragebogeneditor die schnelle Implementierung solcher persönlicher Fragebögen (in diesem Fall mit visuellen Analogskalen). Frau B. arbeitete noch während und dann insbesondere nach dem stationären Aufenthalt sechs Wochen lang mit diesem Fragebogen. Er ermöglichte es ihr, ihre persönlichen Themen weiter zu

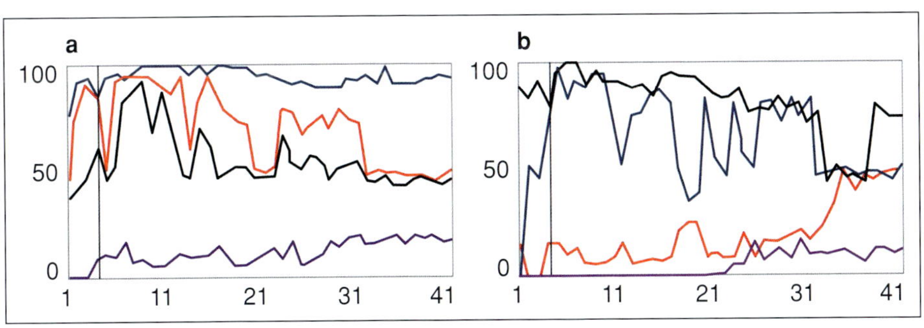

Abbildung 27: Verläufe ausgewählter Items des persönlichen Fragebogens von Frau B. (a) Item 2: „Wunsch nach Harmonie" (blau); Item 3: „Verlustangst" (rot); Item 8: „Erlebter Druck und Hilflosigkeit" (schwarz); Item 9 „Lebensfreude/Fröhlichkeit/Spontaneität" (violett); (b) Item1: „Leidensfähigkeit" (schwarz); Item 11: „Ich fühle mich allein gelassen" (blau); Item 12: „Ich kann mich wehren/fühle mich stark" (rot); Item 10: „Selbstwertgefühl" (violett). Die senkrechte Linie markiert den Zeitpunkt der Klinikentlassung.

fokussieren und eintretende Veränderungen zu dokumentieren. In Abbildung 27 sind einige Verläufe dargestellt, die aus den zu Hause fortgeführten täglichen Einschätzungen der persönlichen Items resultierten.

In den Diagrammen ist der Zeitpunkt der Klinikentlassung markiert. Man erkennt eine deutliche Zunahme des erlebte Drucks sowie des Gefühls, allein gelassen zu werden und der Verlustangst – Gefühle, die zu Hause offenbar deutlicher auftreten als im geschützten Rahmen der Klinik. Die von ihr herausgearbeiteten Motivatoren ihrer Leidensfähigkeit, nämlich ihr Wunsch nach Harmonie, ihre Verlustangst und das Gefühl, allein gelassen zu werden, sind in den ersten drei Wochen nach Klinikentlassung sehr ausgeprägt und reduzieren sich dann zumindest geringfügig. Nach etwa drei Wochen steigt ihr Selbstwertgefühl von der bisherigen Nulllinie immerhin in den Bereich des Erlebbaren. Diesen für sie trotz geringer Werte wichtigen Übergang macht sie äußerlich an einem Frisörbesuch fest; innerlich beginnt sie, ihre Weiblichkeit zu spüren und sich selbst zu gefallen, zumal sie auch aus ihrer Umgebung entsprechende Rückmeldungen und Wertschätzung für ihr Aussehen erhält. Hinsichtlich ihrer sozialen Kontakte wird sie jetzt selektiver: „ungute“ baut sie ab, um sich eher den förderlichen und unterstützenden zuzuwenden. Entsprechend lernt sie auch, auf ihre sozialen Bedürfnisse zu achten und „Nein zu sagen“.

Verschiedene im Systemmodell (vgl. Abb. 26) herausgearbeitete Zusammenhänge bestätigen sich durch ihre täglichen Selbsteinschätzungen. Zunehmend sind jedoch nicht nur stabilisierende und verfestigende Interaktionen aktiv, sondern auch Interaktionen in Richtung von Veränderung (z. B. sich weheren können, mehr Lebensfreude, weniger Verlustangst, weniger Druck und Hilflosigkeit mit entsprechenden Zusammenhängen zwischen diesen Variablen). Befreiend ist für Frau B. die Vorstellung, dass sie von ihrer Partnerschaft nicht existenziell abhängig ist. Die Entwicklungen in der nun angelaufenen Paartherapie möchte sie sich anschauen, auch unterstützen, sieht sich aber auch autonom genug, um nicht jedes Ergebnis akzeptieren zu müssen. Für ihre Autonomieentwicklung spielen nicht nur aufgenommene eigene Aktivitäten eine Rolle, sondern auch eine langsame Befreiung von Schuldgefühlen hinsichtlich ihrer Mutterrolle.

In der therapeutischen Nachsorge kann eine tägliche Beurteilung der gelernten und erworbenen Strategien und Lösungsansätze die Nachhaltigkeit von Therapieeffekten, die – wie bekannt – keineswegs selbstverständlich ist, deutlich unterstützen. Die mit dem SNS sichtbar gemachten Prozessmuster liefern zudem eine wertvolle Kommunikationsgrundlage für Therapiegespräche in der ambulanten Nachsorge, die im direkten Kontakt, per Telefon oder per E-Mail und Internet geführt werden können (vgl. Schiepek & Matschi, 2013).

8 Die Verschränkung von Monitoring und Therapie

Das hier vorgestellte Fallbeispiel fokussiert vor allem auf den Veränderungsprozess der Klientin, weniger auf die eingesetzten Therapietechniken und therapeutischen Angebote. Diese waren sehr vielfältig, so dass die Klientin unterschiedlichste Anregungen bekam, und sie waren abgestimmt auf die aktuelle Entwicklung und die momentanen Erfordernisse des Prozesses. Die generischen Prinzipien lieferten eine permanente Reflexionshilfe bei der Auswahl der therapeutischen Angebote. Diese Angebote waren aber nicht in einem gewohnten Sinn „systemisch". Wie oben dargestellt (vgl. Kapitel 2.1), tragen die Techniken per se relativ wenig zum Behandlungserfolg bei und wir benutzen sie konsequenterweise auch nicht als definitorisches Merkmal dessen, was systemische Therapie in einer schulenübergreifenden Konzeption ausmacht.

Im Gegensatz dazu gehört aber ein Fallverständnis, welches Einblick gibt in die Vernetzungsstruktur unterschiedlicher Komponenten des betrachteten Systems und ein Monitoring der Systemdynamik sehr wohl zu den essenziellen Merkmalen systemischer Therapie. Neben einer systemischen Fall(re)konstruktion („Klärungsperspektive" nach Grawe, 1995) entsteht damit ein Blick auf Ansatzpunkte für Veränderungen sowie auf Kombinationsmöglichkeiten und Synergien solcher Ansatzpunkte, aber auch auf die Dynamik des Geschehens, welche aus den Wechselwirkungen zwischen den Variablen eines Systemmodells (bzw. den dadurch repräsentierten Teilaspekten des psychosozialen Systems) resultiert.

8.1 Therapeutische Effekte von Feedbacksystemen

In Kombination mit der Prozessrepräsentation durch das SNS können Therapeutinnen Muster erkennen, die mit reiner Intuition und mit dem „bloßen Auge" nicht erkennbar wären, z. B. kritische Instabilitäten, die Veränderung von Synchronisationsmustern oder dynamische Ordnungsübergänge. Es handelt sich um Muster und Musterveränderungen, die keine oder sehr viel schwächere Empfindungsqualitäten („Qualia") aufweisen als etwa der Emotionsausdruck eines Gegenübers oder andere direkte kommunikative Signale. Auf die Wahrnehmung und Interpretation von Gefühlsausdruck, Intentionen oder Bedürfnissen unserer Kommunikationspartner im Hier und Jetzt sind wir qua Spiegelneuronensystem oder „Theory of Mind"-Funktionen unseres Gehirns spezialisiert (Gallese et al., 2011), auf die Wahrnehmung dynamischer Eigenschaften komplexer Systeme, die erst in der Zeit zur Entfaltung kommen, dagegen kaum. Wie schon erwähnt, waren in einer Studie von Lambert et al. (2005) die Therapeutinnen nicht in der Lage, sich abzeichnende Verschlechterungen ihrer Klienten, mit denen sie ja in kontinuierlichem Kontakt standen, rechtzeitig zu erkennen. Dies gelang dagegen mit einem einfachen Monitoringsystem, welches die Symptombelastung und funktionelle Beeinträchtigung der Klienten relativ grobmaschig (d. h. immer zum Zeitpunkt der Therapiesitzungen) erfasste. Mit speziellen Handlungsanweisungen an die Therapeutinnen konnten dann Therapieabbrüche („dropouts") und Verschlechterungen verhindert werden.

Adaptive, im Behandlungsverlauf zu Zwecken der Prozesssteuerung zu treffende Indikationsentscheidungen können auf Grundlage des SNS nun datenbasiert erfolgen. Die Rückmeldung vermittelt dem Therapeuten Sicherheit – welche er wiederum an seine Klienten weitergeben kann – und liefert eine theoretische Fundierung des Vorgehens. In Abbildung 28 sind die möglichen Effekte des SNS auf Therapeutinnen und Klientinnen dargestellt.

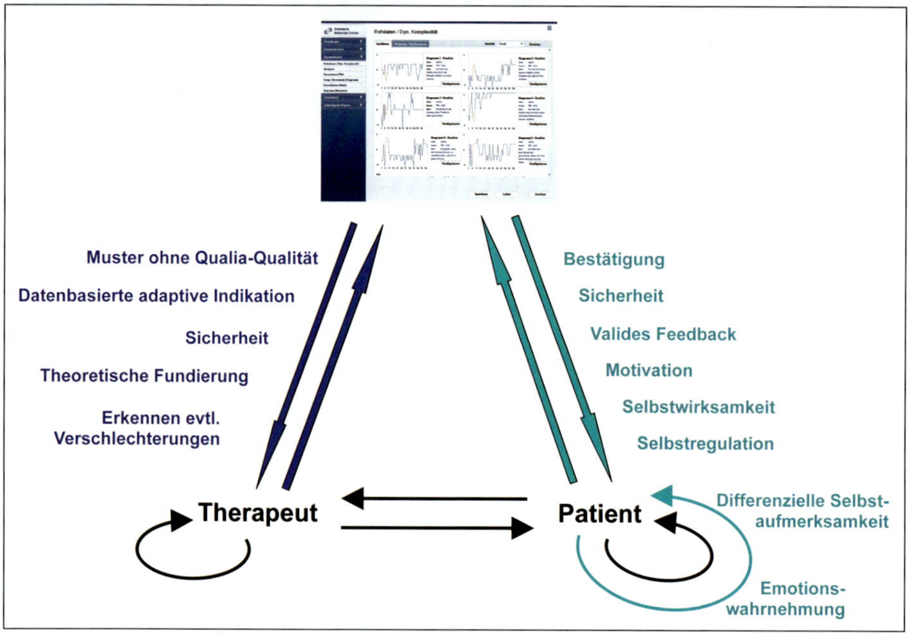

Abbildung 28: Mögliche therapeutische Effekte der Nutzung des SNS für Therapeut und Patient.

Für die Klienten liefert die Rückmeldung eine Bestätigung des eingeschlagenen Weges, Sicherheit, sowie ein valides Feedback ihres Empfindens und Erlebens – eine Erfahrung, die für viele Klienten mit frühen Bindungs- und sozialen Resonanzbeeinträchtigungen keineswegs selbstverständlich ist. Motivation und Engagement für den persönlichen Entwicklungsprozess können sich erhöhen, ebenso – vermittelt durch die unmittelbare Sichtbarkeit von Effekten eigenen Tuns auf das Erleben – die Erfahrung von Selbstwirksamkeit. Lernprozesse der Selbstregulation (Kanfer et al., 2006) erleichtern sich durch zeitnahes Feedback.

Die tägliche Selbsteinschätzung unterstützt Mentalisierungsprozesse, wie sie für eine differenzierte Selbst- und Fremdwahrnehmung (insbesondere von Emotionen) notwendig sind. Gerade für Klienten mit dauerhaft starken Emotionen (z. B. Trauer, Ärger), mit erlebter Gefühlsleere oder mit Beeinträchtigungen der Emotionsregulation stellt die tägliche Notwendigkeit, zwischen unterschiedlichen Emotionen zu differenzieren und darauf bezogene Kognitionen oder situative Auslöser zu reflektieren, einen Lernprozess in Emotionswahrnehmung, Mentalisierungsfähigkeit, Achtsamkeit und metakognitiver Kompetenz dar. Klienten beschreiben die tägliche SNS-Arbeit als kleine persönliche Therapieeinheit, als „quality time“, als Ritual der Ruhe, oder als „säkularisiertes Abendgebet“. Für viele ist es eine bedeutsame Zeit der inneren Einkehr und der Tagesreflexion, und alles andere als nur lästiges Fragebogen-Ausfüllen – ganz besonders, wenn die Möglichkeit besteht, einen individuellen Fragebogen zu nutzen.

Berücksichtigt man zudem die immunsupportiven und emotionalen Effekte des expressiven Schreibens (z. B. von Tagebüchern) (Horn et al., 2011), so kann man durchaus von therapeutischen und nicht nur von diagnostischen Effekten des SNS ausgehen. Diese kommen möglicherweise durch die bereits genannten Mechanismen zustande, aber auch durch eine kontinuierliche (z. B. tägliche) Fokussierung auf den Veränderungsprozess, durch eine feedback-vermittelte Motivationsförderung und durch eine Stärkung der therapeutischen Beziehung. Obwohl auf den ersten Blick vielleicht nicht zu erwarten, können wir nach Stand der Erfahrungen von einer Intensivierung und nicht etwa einer Lockerung der Therapiebeziehung ausgehen, die sich unter anderem durch die Vermittlung von Interesse am Entwicklungsprozess des Klienten gerade in der in Abbildung 15 dargestellten triangulierten Situation ergibt (Klient, Therapeut, Bildschirm).

Diese therapeutischen Funktionen sollten in nächster Zeit intensiv untersucht werden. Ihre Stärke gilt es ebenso zu testen wie ihre Wirkmechanismen. Jedenfalls gibt es bereits Hinweise auf den therapeutischen Effekt von Feedback- und Monitoringsystemen, die wesentlich weniger engmaschig arbeiten (nämlich auf Basis von Einschätzungen pro Sitzung) als im Synergetischen Prozessmanagement vorgesehen. Lambert (2010) weist darauf hin, dass nicht nur bei sich abzeichnenden Verschlechterungen, sondern bei allen Klientinnen positive Effekte zu erwarten sind, ohne die Therapiedauer zu verlängern. In einer Studie von Miller et al. (2006) änderte sich der Anteil von Verbesserungen von 34 % vor Einführung eines Feedbacksystems auf 47 % bei Nutzung eines solchen Systems, und der Anteil von Verschlechterungen reduzierte sich von vormals 19 % auf 8 %. Ein Vergleich eines „treatment as usual“ mit einer „feedback-assisted psychotherapy“ führte zu Effektstärken (Cohens *d*) von .54 (Studie 1) und .49 (Studie 2) (Reese et al., im Druck) zugunsten feedback-unterstützter Therapie.

Sparks und Duncan (2010) betonen die Relevanz von Feedback- und Monitoringsystemen auch in der Paar- und Familientherapie. Eine Vergleichsstudie mit Paaren, die per Zufall einer Feedback- und einer Non-Feedbackbedingung zugewiesen wurden, ergab eine Effektstärke von .50 (Anker et al., 2009). Als „responder“ eingestufte Klienten waren in der „Treatment as usual“-Gruppe 42 % (Anteil beider Partner als „responder“ 23 %), in der Feedbackgruppe 65 % (beide Partner als „responder“ 51 %). Ein Stresslevel, das als „non-distressed“ bezeichnet wurde, erreichten in der Feedbackbedingung viermal mehr Paare. Die Effekte hielten auch im 6-Monats-Follow-up an, und es trennten sich in der Feedbackbedingung nur halb so viele Paare wie in der „Treatment as usual“-Bedingung. Eine interessante Beobachtung dieser Studie bestand darin, dass das Feedback offenbar speziell Therapeutinnen unterstützte, deren Klienten im Normalbetrieb (ohne Feedback) nur schwächere oder mittlere Effekte aufzuweisen hatten. Diese Therapeutinnen erzielten mit Feedback deutlich bessere Effekte als ohne.

Auch das SNS wurde bereits in der Paartherapie eingesetzt, wobei ein auf der Grundlage des TPB entwickelter spezifischer Paartherapie-Fragebogen benutzt wurde (Fornaro,

2009; Ulrich, 2011). Ein an der Ludwig-Maximilians-Universität München durchgeführtes Forschungsprojekt konnte im Abgleich der beiden Partner interessante Synchronisationsprozesse feststellen, z. B. zeitgleiche oder leicht zeitverschobene Veränderungen dynamischer Muster in den Recurrence Plots. Der therapeutischen Nutzung harrt noch ein spezielles Verfahren der Prozesserfassung von interpersonellen Beziehungen *(Beziehungsmuster-Analyse/Interaktions-Matrix)*. Es beruht auf einer wechselseitigen Einschätzung der an einem sozialen Prozess beteiligten Personen, wobei die Items nach Bedarf generiert und definiert werden können. Die beteiligten Personen schätzen auf einer Likert-Skala ein, wie ausgeprägt ihre Initiative (Senden) auf der jeweiligen Dimension (z. B. Unterstützung, Stress, Informationsfluss) in Richtung der jeweils anderen Personen in einem Bezugszeitraum war, und ebenso schätzen alle Personen ein, wie ausgeprägt sie die Aktion der anderen Personen auf der jeweiligen Dimension in Richtung auf sich selbst wahrgenommen haben (Empfangen). Daraus resultiert eine Matrix, welche die selbstwahrgenommene mit der fremd-wahrgenommenen Kommunikation abgleicht und in Farbdarstellungen visualisiert (vgl. oben, Abb. 10). Solche Einschätzungen können im jeweils interessierenden Prozess mehrfach erhoben und die entstehenden Matrizen in einer zeitlichen Abfolge wie in einem Film präsentiert werden. Anwendungsbereiche sind Paar- und Familientherapie, Gruppentherapie, Team- und Organisationsentwicklung, oder Plan- und Systemspiele.

Ohne die in diesem Abschnitt dargestellten Befunde überschätzen zu wollen, geben sie Hinweise auf nicht nur diagnostische, sondern auch therapeutische Effekte von Feedbacksystemen. Sparks und Duncan (2010) weisen darauf hin, dass solche therapeutischen Effekte offenbar unabhängig von den benutzten Outcome- und Prozesserfassungsinstrumenten sind. Zudem sind Feedbacksysteme nicht an die Therapiekonzepte gebunden, zu deren Monitoring sie eingesetzt werden („Feedback methods are generic in nature and not tied to a single therapy modality", S. 376), und sie sind geeignet, jedwede Therapie zu optimieren („... feedback improves outcome regardless of the model practiced: the feedback process does not dictate what technique is used but rather is a vehicle to modify any delivered treatment for client benefit", S. 377). Sparks und Duncan (2010) betonen, dass Feedback therapeutische Wirkfaktoren wie die oben in Kapitel 2 beschriebenen unterstützt, in intensivere Wechselwirkung bringt und selbst als eine zentrale Komponente im therapeutischen System fungiert. Diese Komponente spielt in einem schulenübergreifenden, integrativen Modell systemischer Therapie eine tragende Rolle.

8.2 SNS-basierte Therapiegespräche

Eine nach unserer Erfahrung wesentliche Voraussetzung für „Compliance", also die Motivation und das Engagement in der Arbeit mit dem SNS, und „Self-Relatedness", also die Bereitschaft, sich auf Selbstreflexion und den persönlichen Entwicklungsprozess in der Arbeit mit dem SNS einzulassen, ist die Häufigkeit und mehr noch die Qualität der Feedbackgespräche zum therapeutischen Verlauf. Feedback ist hier untrennbar von therapeutischer Intervention, weshalb wir inzwischen eher von *SNS-basierten Therapiegesprächen* reden. Solche SNS-gestützten Gespräche (vgl. Abb. 15) und deren Supervision sollten in Zukunft wesentlicher Teil systemischer Ausbildungen sein. Ausgangspunkt ist die Erklärung der Fragen im Therapie-Prozessbogen bereits zu Beginn der Therapie oder eben die Erarbeitung eines persönlichen Fragebogens auf Basis von Ressourceninterview, idiografischer Systemmodellierung und Zielentwicklung. Hierauf nehmen weitere Gespräche immer wieder Bezug, auch und gerade wenn sich neue Themen und Ziele im Prozess ergeben. Der Kasten enthält einige konkrete Fragen und Hinweise, die als Anregungen für die Gestaltung von SNS-basierten Therapiegesprächen dienen können.

Gestaltung von SNS-basierten Therapiegesprächen:

Man kann bereits zu Beginn der Therapie, aber auf alle Fälle nach der Klärung von Auftrag und Zielen bzw. nach Durchführung einer Fallkonzeption mit dem Klienten diejenigen Items aus dem TPB und seinen Varianten festlegen, die besonders relevant sind und die persönlichen Probleme oder Ziele besonders gut repräsentieren (man nutze die Konfigurationsfunktion im SNS). Auf diese kann man sich bei den Therapiegesprächen dann immer wieder beziehen. Zum Einstieg in ein Gespräch kann man auch fragen, welche Items in letzter Zeit für den Klienten besonders relevant waren.

Die Fragen sollten offen gestellt werden, der Klient ausführlich zu Wort kommen können, und der Therapeut sollte sich (außer in begründbaren Ausnahmen) Deutungen oder Interpretationen enthalten. Der Therapeut kann sich zur Gesprächsvorbereitung einen Papierausdruck der Zeitreihen machen und markante Entwicklungen im Verlauf mit einem Markierstift kennzeichnen, um den Klienten dann nach seiner Sicht oder Interpretation der jeweiligen dynamischen Muster zu fragen.

Tabelle 2: Mögliche Fragen für die Durchführung von SNS-basierten Therapiegesprächen

Allgemeine Fragen	– Wie bewertet der Klient die Fortschritte? – Wie verlaufen die Symptomatik und die Problembelastung? – Stehen die Problembelastung/Symptomatik und die Fortschritte in einem Zusammenhang? (Hierzu kann man sich z. B. die entsprechenden Itemverläufe in einem Bildschirmdiagramm übereinander legen.) – Wie verläuft die Therapiemotivation? – Welche Ressourcen konnte der Klient aktivieren? – Wie beurteilt der Klient die Therapie- und Arbeitsbeziehung? – Wie beurteilt der Klient die Beziehung zu den Mitpatienten? – Welche Konflikte manifestieren sich in negativen Beurteilungen der Beziehungen? Gibt es bekannte Übertragungsmuster?

Tabelle 2: (Fortsetzung)

Mögliche neue Themen	– Welche Items repräsentieren zentrale Themen, Konflikte und Therapieziele des Klienten? – Gibt es aufgrund der Verläufe oder Tagebucheintragungen Hinweise auf noch nicht thematisierte zentrale Themen oder Probleme (Konflikte, Vermeidungsmuster)? – Wie werden negative oder positive Emotionen repräsentiert (z. B.: Werden Gefühle wie Ärger, Wut, Scham dauerhaft oder über längere Zeiten als nicht vorhanden eingeschätzt)? – Wie entwickelt sich das Selbstwertgefühl? – Könnten die Kurvenverläufe auf nicht erkannte Diagnosen hinweisen (z. B. starke und hochfrequente Emotionsschwankungen auf Borderline-Persönlichkeitsstörungen oder Beziehungskonflikte auf Bindungsunsicherheiten oder Traumatisierungen)?
Entwicklung von (Problem-) Lösungen	Nutzung der Verläufe und der Tagebucheintragungen, um zu prüfen: – Welche Ausnahmen vom Problem gibt es? – Wie konnte der Klient Veränderungen, Problemlösungen, positive Erfahrungen möglich machen? – Was hat er dafür getan? – Was haben andere dafür getan? – Welche Problemmuster haben sich hergestellt, „konstelliert"? – Welche Ressourcen konnte er nutzen? – Einbindung der Information in eine funktionelle Bedingungsanalyse (innere, äußere Auslöser), wenn eine solche durchgeführt wird – Welche Unterschiede/Schwankungen gehen mit welchen Erfahrungen einher (z. B. Woche vs. Wochenende, gute vs. schlechte Tage, etc.)? Viele aus der lösungsorientierten Gesprächsführung (de Shazer, 1989; Miller et al., 1996; Walter & Peller, 1994) oder der hypno-systemischen Therapie (Schmidt, 2005) bekannte Fragetechniken sind gut auf die SNS-basierte Arbeit übertragbar.
Komplimente	– Was kann man dem Klienten positiv rückmelden? Was kann man verstärken? Welches „Lob" kann er/sie annehmen?
Warnzeichen	– Liegt ausreichende Therapiemotivation vor? – Wie bewertet der Klient das Item: „Ein anderes therapeutisches Vorgehen wäre besser für mich geeignet"?

Tabelle 2: (Fortsetzung)

Warnzeichen	– Keine Fortschritte: Wie ist das zu interpretieren? – Liegt eine negative Bewertung der Therapiemotivation vor? – Liegt kritische Instabilität bei gleichzeitig gering ausgeprägtem Sicherheitsgefühl, geringem Interesse/Neugierde an den Themen und Inhalten der Therapie oder hoher Angst vor? (vgl. hierzu die Ampelfunktion des SNS, Abb. 12).
Nächste Schritte	– Welche nächsten Schritte sind sinnvoll? Welche schlägt der Klient vor? Was kann er/sie zu ihrer Erreichung tun? – Gibt es Ideen für Übungen, Experimente?
Emotionen	– Welche Emotionen wurden erlebt? Können die Emotionen differenziert beschrieben werden? – Wie kam die Aktivierung von Emotionen zustande (äußere Anlässe, innere Bewertungen)? – In welchen Kontexten treten die Emotionen auf? – Welche Coping- und Kontrollstrategien konnten/können eingesetzt werden? – Wie viel von einer Emotion (Wut, Trauer, Selbstwertgefühl) kann sich/will sich der Klient erlauben?
Instabilität	– Welche Items/Faktoren und damit Erfahrungen sind von Destabilisierungen betroffen (siehe das Komplexitäts-Resonanz-Diagramm)? – Welche Art von Instabilität liegt vor? Sind es konstruktive Instabilitäten vor neuen Schritten oder Entwicklungen? Überwiegen negative Affekte? Welche Ambivalenzen sind damit verbunden? – Was gilt es zu verhindern? Steht ein Rückfall zu befürchten? Welche sich wiederholenden oder negativen Erfahrungen könnten gemacht werden? – Welche Chancen sind gegeben? – Welche Hilfestellungen oder besonderen Maßnahmen wären hilfreich?
Synchronisationsmuster	– Welche Items sind besonders ausgeprägt (positiv oder negativ) synchronisiert? – Ist z. B. der Symptomverlauf an therapeutische Fortschritte/Zielerreichung gekoppelt (negativ korreliert) oder davon unabhängig? – Ist die Bewertung der therapeutischen Beziehung mit dem Symptomverlauf oder mit den Fortschritten oder mit der Motivation/Prozessinvolviertheit (positiv/negativ) synchronisiert oder vielmehr davon unabhängig?

8.3 Reaktive Messungen

Die Verschränkung von Diagnostik bzw. Prozessmessung und Therapie beinhaltet eine nicht zu unterschätzende methodologische Herausforderung, die klassischerweise als das *Problem der reaktiven Messung* bezeichnet wird: Die Messung selbst verändert das Systemverhalten bzw. den gemessenen „Gegenstand". Aus diesem Problem scheint es kaum ein Entrinnen zu geben, denn alle bisher existierenden Verfahren des „ambulatory assessment" und des „quality management" sind auf Selbsteinschätzungen von Klienten bzw. Probanden angewiesen. Daten aus der Perspektive des Akteurs sind unverzichtbar, auch dann, wenn zusätzlich Einschätzungen von Dritten (z. B. Therapeuten oder Familienangehörigen) erhoben oder physiologische Feldmessungen vorgenommen werden. Der Messvorgang selbst und die dadurch angestoßene Selbstreflexion werden den Prozess verändern. Dies gilt allerdings nicht nur für Verfahren des Real-Time-Monitoring, sondern für sämtliche Datenerhebungsverfahren, die eine bewusste Beteiligung des Probanden voraussetzen (z. B. Fragebogenverfahren, Tests, Interviews, physiologische Messungen, Verhaltensbeobachtung) – also praktisch alle Verfahren, die mit einem *informed consent* auf Seiten des Probanden stattfinden. Es handelt sich nicht um eine spezifische Problematik des ambulatory assessment oder des Therapiefeedbacks, sondern der psychologischen Methodik ganz generell. Die Psychologie handelt nicht von Versuchspersonen ohne Bewusstsein, sondern von reflektierten, aktiven und (mehr oder weniger) kooperierenden Subjekten – was in der Wissenschaftstheorie und Methodologie der Psycho-Fächer immer wieder von Neuem bedacht und im hier behandelten Kontext besonders berücksichtigt werden muss.

Verschärft stellt sich die Problematik im Zusammenhang mit wiederholten Selbsteinschätzungen in der Psychotherapie, da ja *sowohl* valide Daten *als auch* Reflexions- und therapieunterstützende Effekte erwartet werden. Das könnte man als Widerspruch interpretieren, muss es aber nicht, denn es wird hier in einem ohnehin sehr reflexionsintensiven Prozess „lediglich" eine weitere Rekursionsschleife eingezogen. Ob die Effekte dieser Reflexionsschleife konstant bleiben oder – da es sich ja unter anderem um Lernprozesse handelt (vgl. Abb. 28) – selbst einem Veränderungsprozess unterzogen sind und damit Instationarität aufweisen, kann derzeit noch nicht abschließend beurteilt werden. Trotz der ja durchaus erwünschten und nach den Ausführungen des Kapitels 8.1 auch nicht zu bagatellisierenden therapeutischen Effekte von Feedbacksystemen sind die Prozessdaten aber dennoch aussagefähig, für nichtstationäre Prozessmerkmale indikativ und anhand externer Daten (Berichte Dritter, klinische Eindrücke) sowie anhand von Quervergleichen zwischen unterschiedlichen Prozess-Fragebögen und Datenquellen zu validieren.

Man könnte dem Prozessfeedback eine Art *Vergrößerungsglas-Effekt* auf die ohnehin stattfindenden Dynamiken zuschreiben, der kleindetailige Prozesse linear oder nichtlinear in eine vergrößerte Skala transformiert und damit auch Veränderungsprozesse, die vielleicht ohnehin stattfinden würden, katalysiert *(autokatalytischer Effekt)*. Auf jeden Fall sollten hierzu in Zukunft methodologische Diskurse stattfinden wie auch die therapeutischen Effekte von Feedbacksystemen näher untersucht werden.

9 Konzeptionelle Entwicklungen

9.1 Dynamische Mustererkennung und Prozesssteuerung als Komponenten therapeutischer Praxis

Für die Gestaltung von Psychotherapieprozessen erhält das Prozessmonitoring eine Schlüsselfunktion (vgl. Abb. 29). Zu den klassischen Komponenten von Psychotherapie – sei es nach dem systemischen oder nach anderen Konzepten – gehört das Klären oder Herstellen eines geeigneten Settings, die Klärung von Anliegen und Behandlungsauftrag sowie die Durchführung von Diagnostik und Anamneseerhebung (je nach Ansatz mit ganz unterschiedlicher Gewichtung), und natürlich die Durchführung von Interventionen. Eine explizite Erfassung des Outcomes und eine Qualitätsdokumentation mit geeigneten Instrumenten sind vor allem in der ambulanten Praxis bis heute nicht selbstverständlich. Ebenso nicht unbedingt selbstverständlich, aber bedeutsam und nach Bedarf zu beurteilen ist eine Vernetzung und Koordination mit den Bezugssystemen des/der Klienten, seien dies berufliche oder private Kontexte (z. B. Familienangehörige), oder aber andere Helfersysteme, zuweisende Stellen oder solche Einrichtungen, die für eine effektive Nachsorge gebraucht werden. In Abbildung 29 ist auch die Organisation und Beglei-

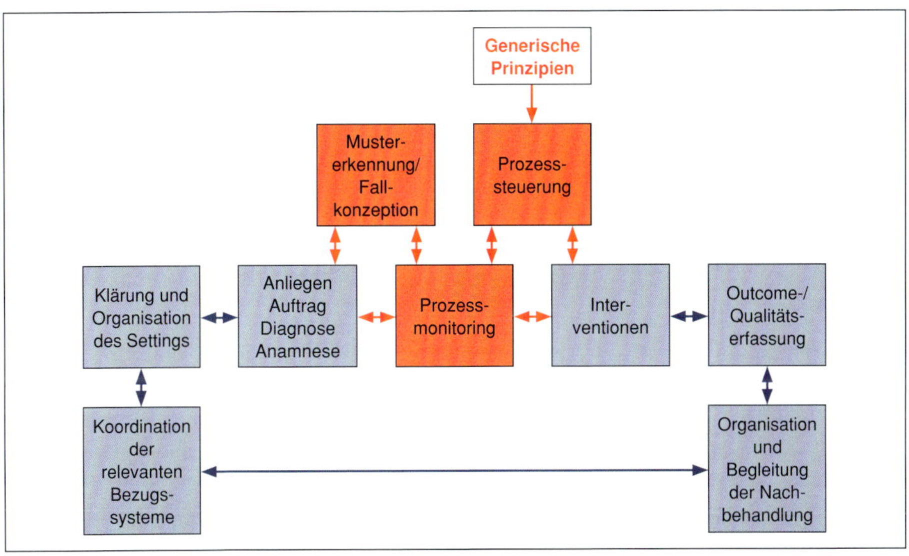

Abbildung 29: Die geläufigen Schritte und Komponenten einer Psychotherapie werden durch das Prozessmonitoring ergänzt. Es erhält für ein systemisches Konzept von Psychotherapie einen zentralen Stellenwert, da es zu Zwecken der Fallkonzeption und Mustererkennung Querschnittsdaten durch Prozessdaten ergänzt und damit im Prozess auftretende Dynamiken (z. B. emotionale Schwankungen) überhaupt erst erkennbar macht. Zudem wird damit eine Prozesssteuerung im Sinne einer Unterstützung von Selbstorganisationsprozessen möglich, die sich an den generischen Prinzipien als Entscheidungsregeln orientiert (vgl. auch Abb. 14).

tung der Nachsorge als Bestandteil einer sinnvollen therapeutischen Arbeit dargestellt – vor allem im Bereich der stationären und teilstationären Therapie.

An zentraler Stelle kommt nun das Prozessmonitoring zu Zwecken der Mustererkennung hinzu. Über die Erfassung von Prozessmustern lassen sich für Fallkonzeptionen Informationen gewinnen, die über statische Verfahren der Diagnostik und Anamneseerhebung hinausgehen. Auch eine auf Daten gestützte Prozesssteuerung zur prozessadäquaten Platzierung von Interventionen ist ohne Real-Time-Monitoring nicht denkbar. Wie bereits in Abbildung 14 dargestellt, dienen die generischen Prinzipien als Entscheidungsregeln für die Prozesssteuerung. Das Prozessmonitoring ist in Zukunft auch für die Begleitung von Lebensphasen nach Klinikentlassung bzw. nach Therapieende sowie zur feedbackgestützten Begleitung von Internettherapien von Relevanz.

9.2 Evidenzbasierung und relativ rationale Begründung des Vorgehens

Eine weitere Konsequenz besteht in der Konzeption von *Evidenzbasierung*. In einem erweiterten systemischen Verständnis bedeutet dies, dass das therapeutische Vorgehen und die anfallenden Therapieentscheidungen (adaptive Indikationen) mit Bezugnahme auf theoretische Modelle, auf die empirische Befundlage und den aktuellen Status des Behandlungssystems (d. h. des Klienten, aber auch des Therapeuten und des Behandlungssettings) *relativ rational gerechtfertigt und begründet* werden können. Mit dieser Begriffsbestimmung wird explizit auf das sog. „Verhandlungsmodell" von Westmeyer (1979, 1984, 1997) Bezug genommen, welches für eine „relativ rationale" Begründung therapeutischer Entscheidungen unterschiedliche Referenzen zulässt. Neben der Befundlage zu den Effekten von Interventionen und therapeutischen Verfahren gehören zu diesen auch Therapeutenmerkmale wie die Einschätzung eigener persönlicher Präferenzen und Kompetenzen eines Therapeuten, Klientenmerkmale, Settingmerkmale und Prozessmerkmale.

Auf einer mittleren Ebene (vgl. Abb. 30) mag sich dieses Verständnis von Evidenzbasierung mit dem Einsatz von Behandlungsverfahren decken, die in kontrollierten Studien (z. B. Randomized Controlled Trials) als wirksam ausgewiesen wurden. Dabei ist allerdings einschränkend zu berücksichtigen, dass (a) Interventionsverfahren ohnehin nur einen relativ geringen Anteil der Outcomevarianz von Therapien erklären und (b) nichtlineare Systeme durch standardisierten Input mit linearen Effekterwartungen nicht zu steuern sind. Zudem (c) liegen die Zuweisungen von Behandlungsprogrammen zu Klassen von psychischen Störungen (wie sie in kontrollierten Studien „evidenziert" werden) auf einem mittleren Auflösungsniveau: Klassen von Störungen (bzw. Diagnosen) wird in Relation zu Klassen (Typen) von Behandlungen (und in Relation zu den in den Studien gewählten Operationalisierungen) eine Wahrscheinlichkeit für das Auftreten von Effekten zugeordnet. Über den im Einzelfall gegeben Behandlungsbedarf kann diese kategoriale Zuordnung von Wahrscheinlichkeiten nur sehr bedingt etwas aussagen. In Abbildung 30 wird diese mittlere Ebene als *RCT-Evidenz* bezeichnet.

Nomothetik
Entwicklung und Begründung von Theorien zur Dynamik komplexer Systeme sowie zu Lernen und Entwicklung des Menschen
Nomothetische Evidenz

Nosologische Klassifikation (klassifikatorische Diagnostik) und Typologie von Interventionen (Behandlungsmethoden)
Evidenzbasierung via Randomized Controlled Trials

Idiografik
Erfassung von Mustern und Dynamiken im Einzelfall
Idiografische Evidenz

Abbildung 30: „Relativ rationale Rechtfertigung" klinischen Handels: Drei Ebenen der Begründung des therapeutischen Vorgehens in einem erweiterten Konzept von evidenzbasierter Psychotherapie.

Eine relativ rationale Begründung von therapeutischen Vorgehensweisen sollte sich vor allem auf den aktuellen Stand der individuellen Dynamik des betreuten Systems beziehen. Auf der Grundlage aktueller Prozessdaten ist zu begründen, warum dieses oder jenes getan bzw. unterlassen wird. Diese am Einzelfall orientierte Begründung kann als *idiografische Evidenz* bezeichnet werden.

Für solche Entscheidungen müssen nicht nur Verlaufsdaten, sondern auch Entscheidungsregeln zur Verfügung stehen. Diese Regeln brauchen einen klaren theoretischen Bezug, der durch ein allgemeines, empirisch gestütztes Modell von Veränderungsprozessen gegeben sein sollte. Gehen wir davon aus, dass sich Psychotherapie auf der Ebene der beteiligten neuronalen, psychischen und sozialen Systeme in Form nichtlinearer und nichtstationärer Dynamiken vollzieht, so kommen hier die Synergetik als allgemeine Theorie selbstorganisierten Musterwandels und die generischen Prinzipien als Entscheidungsregeln in eine prominente Rolle (vgl. Abb. 14 und 29). Diese Ebene der theoriebezogenen Referenzierung von Therapieentscheidungen kann als *nomothetische Evidenz* bezeichnet werden.

Der klassische Begriff der Evidenzbasierung wird damit um zwei entscheidende Ebenen (Idiografik und Nomothetik) ergänzt. Vor allem aber ist die „Evidenz" für eine (mögliche) Wirksamkeit nicht mehr den Interventionen oder Behandlungsprogrammen kontextunabhängig und per se zugeordnet, sondern muss sich im Einzelfall, also *kontextabhängig,* begründen, (empirisch, d. h. datenabhängig) belegen und auch revidieren lassen. Evidenzbasierung ist damit kein Attribut von Ereignissen (z. B. Behandlungsangeboten) in der Umwelt der relevanten Systeme, sondern eine system-relative Qualifizierung des therapeutischen Vorgehens.

9.3 Das Verhältnis von common factors und generischen Prinzipien

Zwischen zahlreichen der in der Literatur diskutierten Wirkfaktoren der Psychotherapie (Duncan et al., 2010; Orlinsky et al., 1994, 2004) und den generischen Prinzipien selbstorganisierender Prozesse (Kapitel 4) ist eine relativ enge Korrespondenz zu erkennen. Ausführlich wird dieses Verhältnis in Haken und Schiepek (2010, S. 446–455) diskutiert. So lässt sich die Bedeutung der therapeutischen Beziehung für ein positives Therapieergebnis zum Beispiel auf die Prinzipien 1 und 6 beziehen. Emotionale Sicherheit und Vertrauen werden eben ganz wesentlich durch den Therapeuten vermittelt; ein stressfreies Arbeitsbündnis fördert Selbstreflexion und Lernen ohne kortikale Inhibition. Im günstigen Fall handelt es sich aber nicht nur um stabile Rahmen- und Randbedingungen, sondern um ein Beziehungs- und Bindungsangebot, innerhalb dessen neue, emotional relevante und korrigierende Beziehungserfahrungen gemacht werden können. Hierbei kommt Prinzip 6 zum Tragen, welches die kommunikative, emotionale und kognitive Resonanz und Synchronisation zwischen dem sich verändernden System (Klientin, Paar, Familie) und dem Therapeuten betont. Solche Resonanzprozesse sind Voraussetzung und Medium sozialen Lernens, also intra-systemischer Funktionsveränderungen, welche schließlich zu kognitiven und emotionalen Strukturveränderungen führen – ein Vorgang, der auch auf der Ebene neuronaler Plastizität zu beschreiben ist.

Der relativ geringe Beitrag von Interventionen und Behandlungstechniken zum Therapieergebnis (vgl. Kapitel 2.1) sowie die vergleichbar ähnliche Effektivität unterschiedlicher Therapieansätze (vgl. Kapitel 2.3) finden eine Erklärung in der Tatsache, dass selbstorganisierende Systeme nahe der Instabilitätspunkte leicht zu intervenieren oder zu verstören sind, in hochstabilen Zuständen dagegen sehr schwer. Dies wiederum hat entscheidend mit der Ausprägung der entsprechenden Kontrollparameter (z. B. der intrinsischen Veränderungsmotivation) zu tun. In instabilen Zuständen können bereits kleine Impulse – seien es minimale Interventionen oder auch nicht geplante, „zufällige" Ereignisse – zu einem Übergang in neue Zustände führen. Manchmal reichen auch systeminterne Fluktuationen (z. B. das Auftreten innerer Bilder) aus. Ganz unterschiedliche Interventi-

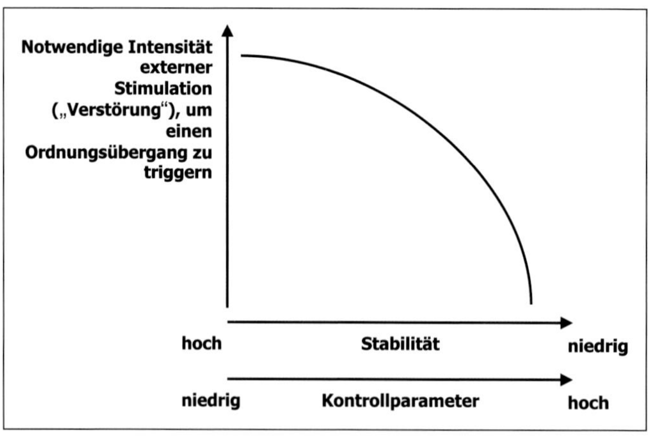

Abbildung 31: Der Zusammenhang zwischen Ausprägung des/der Kontrollparameter(s), Stabilität eines vorliegenden Ordnungszustandes (beides auf der x-Achse dargestellt) und der notwendigen Ausprägung externer Interventionen bzw. „Verstörungen" (y-Achse), um einen Ordnungsübergang zu triggern.

onen können hier also wirksam werden, vorausgesetzt sie passen zu den Sinnentwürfen und Verständnismodellen (generisches Prinzip 3) und zur Dynamik der inneren Prozesse des Klienten (generisches Prinzip 6). Abbildung 31 macht diese Zusammenhänge deutlich.

Relativ problemlos lassen sich die in Kapitel 2.5 beschriebenen „sudden changes" als Ordnungsübergänge interpretieren. Dies nicht nur wegen der Diskontinuität und Sprung-

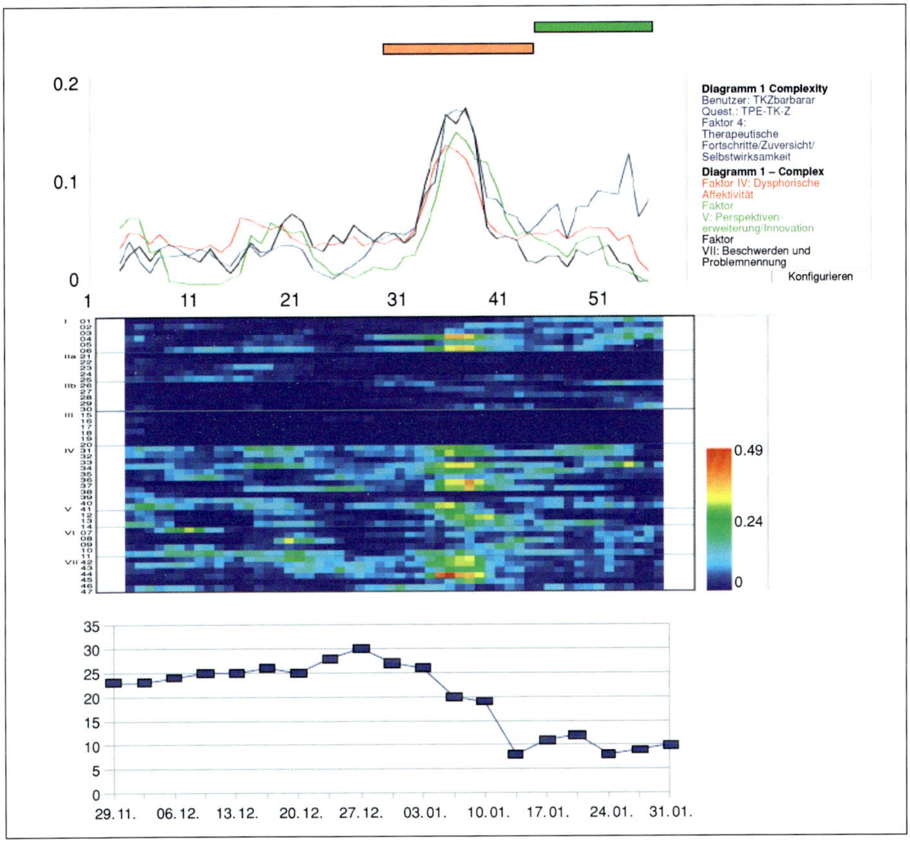

Abbildung 32: Beispiel für einen Ordnungsübergang im Therapieprozess einer Patientin mit Waschzwängen (64 Tage entsprechen 64 Messzeitpunkten). Oranger Balken: Kritische Instabilität (statistisch signifikante Ausprägung der dynamischen Komplexität). Grüner Balken: Zeitraum des Flooding (exposure with resonse prevention). Kurven: Dynamische Komplexität der TPB-Faktoren I „Therapeutische Fortschritte/Zuversicht/Selbstwirksamkeit" (blau), IV „Dysphorische Affektivität" (rot), V „Perspektivenerweiterung/Innovation" (grün) und VII „Beschwerden/Symptomausprägung" (schwarz). Darunter das dazugehörige Komplexitäts-Resonanz-Diagramm, in dem die Ausprägung der dynamischen Komplexität aller Items des TPB in eine Farbskala übertragen ist. Gelbe, orange und rote Farben stehen für hohe Komplexität. Das untere Diagramm zeigt den Verlauf der Y-BOCS, deren Ausprägung sich im Umfeld der kritischen Instabilität, aber noch vor dem Beginn der Expositionsphase (Flooding) deutlich reduziert.

haftigkeit der Phänomene, auf welche in der einschlägigen Literatur immer wieder Bezug genommen wird, sondern auch wegen der damit assoziierten kritischen Instabilität der Systemdynamiken. Letzteres findet in der Literatur kaum Erwähnung, da ein Bezug zur Theorie der Selbstorganisation selten hergestellt wird und wohl auch die Datenbasis (hochfrequente Verlaufsmessungen) fehlt. Wo aber beides vorliegt, sind kritische Instabilitäten im zeitlichen Umfeld von Ordnungsübergängen leicht erkennbar. Heinzel et al. (2013) begleiteten mit Hilfe des SNS die tagesklinische Behandlung von 18 Zwangspatienten, wobei auch hier eine spontane Symptomreduktion (erfasst mit der zweimal wöchentlich vorgelegten Yale-Brown Obsessive Compulsive Scale, Goodman et al., 1989) bereits *vor* der zentralen Intervention der verhaltenstherapeutischen Behandlung auftrat (massierte Konfrontation *[exposure]* mit den zwangsauslösenden Objekten und Situationen bei gleichzeitiger Unterbindung der Zwangshandlungen *[resonse prevention]*, grüner Balken in Abb. 32). Im zeitlichen Umfeld dieses Übergangs traten in zahlreichen Items des eingesetzten Therapieprozessbogens (TPB) kritische Instabilitäten auf, d. h. zeitlich begrenzte, signifikante Steigerungen der dynamischen Komplexität der Itemverläufe (vgl. auch die Befunde in Haken & Schiepek, 2010, Kap. 5).

9.4 Das Selbstorganisationsmodell als mögliche Synthese von medizinischem Modell und dem Modell unspezifischer Wirkfaktoren

Das vorgeschlagene Konzept von Psychotherapie als feedbackgestützter Förderung von Selbstorganisationsprozessen könnte eine Synthese der klassischen Dichotomie zwischen dem medizinischen Modell (*medical model*) und dem Modell unspezifischer Wirkfaktoren (*common factors model*) möglich machen. Das medizinische Modell geht davon aus, dass es zu einem Problem (Störung, Krankheit) eine spezifische (vor allem biologische, aber auch psychologische) Erklärung mit entsprechenden, daraus ableitbaren therapeutischen Wirkmechanismen gibt. Diese wiederum legen bestimmte Vorgehensweisen nahe, welche in ganz spezifischer Weise für den Therapieeffekt verantwortlich sein sollen, nicht oder nur marginal dagegen andere Aspekte wie etwa die therapeutische Beziehung (Wampold, 2010). Da diese Annahmen nicht nur in der Medizin, sondern auch in der Psychologie dominieren und ihnen im Wesentlichen ein linear-kausaler Input-Output- oder Ursache-Wirkungs- oder Behandlungs-Effekt-Mechanismus zugrunde liegt, könnte man das medizinische Modell auch als „Standardmodell“ bezeichnen (Schiepek, 2008). Demgegenüber betont das *common factors model* die Kooperation und Interaktion von Klient und Therapeut sowie ihrer Persönlichkeiten, und es fokussiert mehr auf die Struktur und die Art der Vermittlung als auf Inhalte und Techniken des Vorgehens (Wampold, 2010). Das Selbstorganisationsmodell der Psychotherapie entspricht eher dem Modell der unspezifischen Wirkfaktoren, nicht zuletzt deshalb, weil sich – wie eben betont – zahlreiche dieser Wirkfaktoren in den generischen Prinzipien des synergetischen Prozessmanagements wiederfinden.

In dem Maße, in dem veränderungsrelevante Muster und Strukturen systemische Erklärungen als dysfunktionale Selbstorganisationsprozesse oder als strukturelle „Kondensate“ solcher Prozesse finden und auch die Wirkungsweise von Veränderung systemisch erklärbar wird sowie feedbackgestützt getriggert werden kann – im Sinne eines prozessualen Schaffens von Bedingungen für therapeutische Selbstorganisation –, eröffnet sich die Möglichkeit einer Integration dieser beiden Modelle.

Ein spezifisches Selbstorganisationsmodell wie z. B. das der adaptiven Neuromodulation (vgl. Kapitel 10.1) mit den dort sehr genau untersuchten Systemprozessen, sowohl was Ätiologie (für das Beispiel des Parkinson-Tremors s. Tass et al., 2010) als auch was Therapie betrifft (Tass, 2003, 2011; Tass & Hauptmann, 2007), entspricht durchaus den Kriterien des medizinischen Modells. Allerdings kommt es ohne linearen Input-Output-Mechanismus aus, sondern beschreibt auf einer mathematischen Ebene die Re-Organisation dysfunktionaler (z. B. übersynchronisierter) Systemstrukturen unter Nutzung von Prinzipien der Synergetik (in diesem Fall die „Umkehrung" des Versklavungsprinzips) und der neuronalen Plastizität.

Ein *Selbstorganisationsmodell der Psychotherapie* impliziert, (a) dass Therapie in der Unterstützung von Selbstorganisationsprozessen besteht, (b) unspezifische Faktoren damit zu spezifischen Faktoren werden, weil sie eine klare theoretische Einordnung (etwa in die generischen Prinzipien) finden, (c) die Annahme eines Input-Output-Mechanismus von Behandlungstechniken theoretisch obsolet ist, und (d) dass die Möglichkeit einer systemwissenschaftlichen Erklärung für systemische Reorganisationsprozesse besteht, welche sehr spezifisch (durch Prozessmonitoring und Prozessfeedback) unterstützt werden können. Somit wäre ein Brückenschlag zwischen einem medizinischen Modell und dem Modell unspezifischer Wirkfaktoren durchaus denkbar und unter dem Dach der Selbstorganisationstheorie eine Synthese möglich. Hierzu wird es aber noch weiterer Diskussion bedürfen.

10 Was sind systemische Therapien?

In den ersten beiden Kapiteln wurde versucht zu begründen, warum ein schulenübergreifender, integrativer Ansatz für die Zukunft der Psychotherapie Sinn machen könnte. Im Laufe der Ausführungen wurde vielleicht auch deutlich, dass es nicht nur um eine Integration von Therapieschulen geht, sondern auch um die zwischen quantitativen und qualitativ-verstehenden Zugängen zum Menschen, und um die zwischen einem nomothetischen (nach allgemeinen Gesetzmäßigkeiten suchenden) und einem idiografischen (auf den Einzelfall hin orientierten) Ansatz. Kaum eine Theorie in der Psychologie verweist so deutlich auf den Einzelfall und seine Dynamik wie die der nichtlinearen, komplexen Systeme. Sie impliziert das Paradox, dass dann, wenn ihre allgemeinen Gesetze Gültigkeit haben (z. B. die von Nichtlinearität und sensitiver Abhängigkeit der Prozesse von den Anfangsbedingungen und von minimalen Fluktuationen oder Interventionen, oder auch von kritischer Instabilität an den Symmetriebrechungen), eben deshalb die Dynamik und Systemstrukturen des Einzelfalls ins Zentrum der Betrachtung gerückt werden müssen.

Deutlich sollte auch geworden sein, dass Psychotherapie nicht nur als angewandte Psychologie zu verstehen, sondern an der Schnittstelle mehrerer Disziplinen anzusiedeln ist. Eine wichtige Rolle spielen die Informatik (z. B. über internetbasierte Verfahren) sowie aus der Physik und Mathematik stammende Verfahren der linearen und nichtlinearen Zeitreihenanalyse, aber natürlich auch weiterhin Psychologie und Soziologie. Den meta-theoretischen Rahmen liefert die Formalwissenschaft der Theorie komplexer, dynamischer Systeme.

Eine besondere Rolle in diesem inter- und transdisziplinären Reigen dürften in Zukunft die Neurowissenschaften spielen. So gibt es bereits heute Ansätze systemischer Neurotherapien, die sich in Zukunft weiterentwickeln und mit gesprächs- und erlebnisfokussierten Verfahren der Psychotherapie kombinieren lassen könnten. Diese Ansätze sollen hier nicht deshalb erwähnt werden, weil sie in psychiatrischen oder psychosomatischen Anwendungsfeldern bereits sehr praxiserprobt wären. Das ist sicher noch nicht der Fall. Aber jeder Definitionsversuch systemischer Therapie(n) sollte sich gewahr sein, dass es solche systemischen Neurotherapien gibt, dass sie mit großer Intensität weiterentwickelt werden und dass sie für eine Integration mit Psychotherapie offen sind. Somit müsste man wohl von *systemischen Therapien* in der Mehrzahl sprechen, denn es gibt mehrere systemische Neurotherapien und vielleicht auch mehrere systemische Psychotherapien. Zwei Ansätze der Neurotherapie seien kurz vorgestellt.

10.1 Systemische Neurotherapien

10.1.1 Echtzeit-Neurofeedback mit fMRT

Leistungsstarke Rechner erlauben inzwischen die Auswertung und Aufbereitung des BOLD-Signals in Magnetresonanztomografie-Scannern mit einer zeitlichen Verzögerung von nur wenigen Sekunden. Das Signal gibt auf indirektem Weg über die Messung der Konzentrationsveränderung sauerstoffangereicherten Blutes im Gehirn Auskunft über die neuronale Aktivität in entsprechenden Hirnarealen. Mit einem Computer-Interface lässt sich das Signal visuell anschaulich darstellen und dem Probanden im Scanner quasi in „Echtzeit" rückmelden (Mathiak & Weisskopf, 2011). Vergleichbar einem Biofeedback mit peripherphysiologischen oder EEG-Signalen (Rief & Birbaumer, 2006) können Personen auf diesem Weg lernen, ihre neuronale Aktivität zu kontrollieren oder sogar mit der einer anderen Person zu koordinieren (de Charms et al., 2004). Da das MRT eine relativ genaue Lokalisation von Sauerstoffveränderungen und damit neuronaler Aktivität auch in tiefen Strukturen (z. B. Basalganglien, limbische Zentren) des Gehirns ermöglicht, können hier in Zukunft weitreichende Möglichkeiten der Neuromodulation erschlossen werden (de Charms, 2008). Erfahrungen liegen im Bereich der Schmerztherapie (de Charms et al., 2005) und der Modulation von emotionalen Strukturen, z. B. im anterioren cingulären Kortex (ACC) vor (Johnston et al., 2010). Erprobt werden auch Anwendungen bei psychiatrischen Störungsbildern (z. B. bei schizophrenen Patienten, vgl. die Studie von Ruiz et al. [2011] zur Wahrnehmung von Emotionen im Gesichtsausdruck mit Fokus auf den insulären Kortex).

Systemisch ist diese Technologie insofern, als den systeminternen Rückkopplungsschleifen des Gehirns eine externe Schleife über die Wahrnehmung innerer Prozesse (neuronale Aktivität) hinzugefügt wird und damit ohne direkten Eingriff Selbststeuerungs- und Selbstorganisationsmöglichkeiten geschaffen werden. Neben der Modulation einzelner Hirnregionen werden derzeit auch die Effekte des Echtzeit-Feedback auf Konnektivitätsmuster und Kopplungsstärken zwischen Hirnregionen erprobt (Ruiz et al., 2011), womit es sich gewissermaßen in einem doppelten Sinne um einen systemischen, d. h. auf die Funktionsweise komplexer Systeme gerichteten und die Therapie selbst als systemischen Feedbackprozess realisierenden Ansatz handelt.

10.1.2 Neuromodulation

Verschiedene neurologische, aber auch psychiatrische Störungsbilder gehen mit spezifischen Synchronisationsmustern (Siegel et al., 2012) oder einer deutlich gesteigerten, rhythmusabhängigen Synchronisation von Hirnarealen und deren Neuronenpopulationen einher (Schulman et al., 2011), welche im gesunden physiologischen Funktionszustand weitgehend unabhängig voneinander prozessieren würden. Derartige Übersynchronisationen kommen unter anderem bei Epilepsie, Parkinson'schem Tremor, essenziellem Tremor, Tinnitus (Tass, 2003; Tass et al., 2010; Tass u. Hauptmann, 2007), wahrscheinlich aber auch bei Zwangserkrankungen, Depressionen oder Persönlichkeitsstörungen vor (zu den beteiligten Hirnstrukturen und neuronalen Netzen s. die jeweiligen Beiträge in Schiepek, 2011). Tass und Mitarbeiter entwickelten in den letzten Jahren mathematische Modelle, die zeigen, wie gekoppelte nichtlineare Oszillatoren (Kuramoto, 1984; Osipov et al., 2007) durch *Coordinated Reset* (Tass, 2003) oder durch nichtlineares zeitverzögertes Feedback (*nonlinear delayed feedback*, Popovych et al., 2006) desynchronisiert werden können. In Simulationsmodellen ließen sich solche Kopplungsprozesse aktivieren („anzünden", engl. kindling), aber auch „löschen" (anti-kindling) (Tass & Majtanik, 2006). Damit wurde es möglich, die Methode der Tiefenhirnstimulation, die üblicherweise mit hochfrequenter Dauerstimulation (ca. 120 Hz) arbeitet, bedarfsabhängig (demand dependent) und zeitlich befristet einzusetzen. Dieses schonendere Verfahren führte zu langfristig dauerhafteren Erfolgen. Im Bereich des Parkinson-Tremors konnte der aus der Hochfrequenz-Stimulation bekannte „rebound effekt" nach Beendigung der Stimulation weitgehend verhindert werden.

Das Verfahren macht mit Hilfe synergetischer Modellierungen die Etablierung von pathologischen Ordnern und die damit einhergehende Versklavung von Subsystemen (Neuronenpopulationen) rückgängig. Ganz im Sinne der Synergetik konnte in Simulationen gezeigt werden, dass sich ein gesunder, desynchronisierter Attraktor bereits etabliert, wenn die Systemdynamik das Bassin, d. h. den Einzugsbereich des pathologischen Attraktors (Übersynchronisation) verlassen und die Separatrix hin zum Bassin eines physiologisch adäquaten Attraktors überschritten hat (vgl. Abb. 33). Die Reorganisation des Systems macht sich dabei die Prinzipien der Selbstorganisation zu Nutze. Über die Eta-

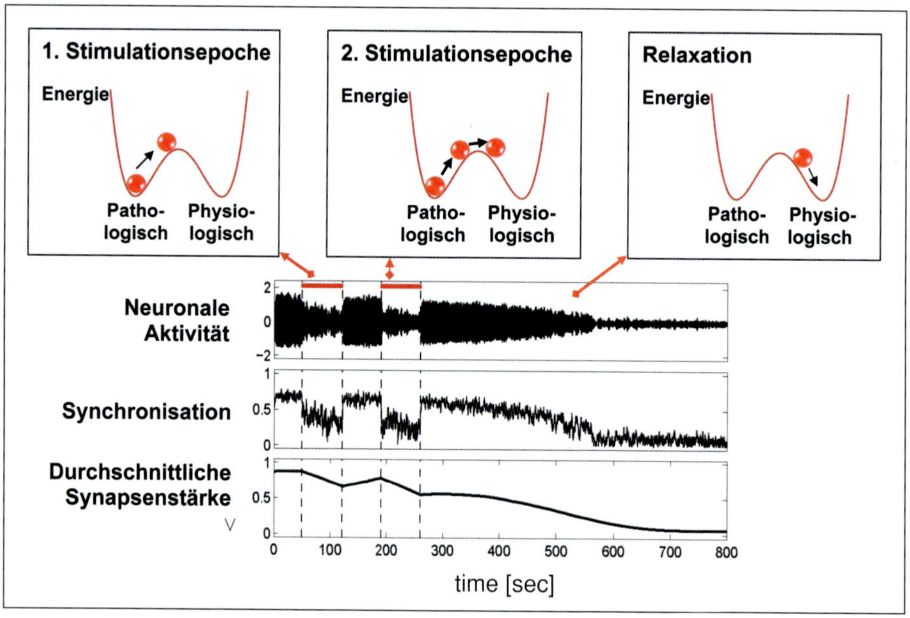

Abbildung 33: Potenzialdarstellung des Übergangs der Dynamik eines neuronalen Netzes von einem pathologischen (übersynchronisierten) Zustand in einen physiologischen (gesunden) Zustand. Unterer Teil der Abbildung: Ein übersynchronisiert aktives neuronales System wird mit der Methode des Coordinated Reset stimuliert, wobei die kohärente neuronale Aktivität reduziert wird. Entsprechend ändern sich auch der Synchronisationsgrad und die Stärke der synaptischen Verbindungen zwischen den Neuronen. Die initiale Stimulation reicht allerdings nicht aus, um die Systemdynamik in einen veränderten (physiologischen bzw. gesunden) Attraktor zu schieben. Da aber die Synapsenstärke bereits reduziert ist, reicht eine weitere Stimulationsphase, um die Systemdynamik in einen gesunden Zustand (Attraktor) zu bringen. Im oberen Teil der Abbildung (Potenzialdarstellung) wird gezeigt, dass die Kugel (Systemdynamik) nach einer weiteren Anregung den Hügelkamm (Separatrix) überschreitet und in ein anderes Tal (Attraktor) rollt. Das neuronale System relaxiert von selbst, d. h. ohne weitere Stimulation in den veränderten Zustand (aus Tass & Hauptmann, 2007; mit freundlicher Genehmigung der Autoren).

blierung eines geänderten Funktionsmusters kommt es dabei auch zu effektiven Neuverdrahtungen der beteiligten Neurone, also zu Prozessen der neuronalen Umstrukturierung über Verschiebungen der synaptischen Kopplungsstärken, die das System auch ohne weitere Stimulation durch die implantierten Elektroden im Bereich physiologischer Systemdynamik stabil halten (Tass & Hauptmann, 2007).

Das ist für neurologische Störungsbilder – nicht zuletzt wegen der präzisen systemischen bzw. synergetischen Modelle, die diesen Verfahren der Tiefenhirnstimulation mit Coordinated Reset und Nonlinear Delayed Feedback zugrunde liegen – allein schon ein großer Gewinn. Die für die Behandlung psychischer Störungen faszinierende Perspektive besteht nun aber darin, dass inzwischen eine nichtinvasive Desynchronisationstherapie nach dem Prinzip des Coordinated Reset mit akustischer Stimulation entwickelt werden konnte. Für die Therapie von Tinnitus ist es damit gelungen, ein praktikables und – wie gut kontrollierte Studien zeigen – sehr wirksames Verfahren zu entwickeln (Tass et al., 2012).

Das Echtzeit-Neurofeedback mit fMRT und die nichtinvasive Neuromodulation könnten in Kombination mit Psychotherapie zukünftig völlig neue Perspektiven für die Therapie von psychischen Störungen eröffnen. Klassische erfahrungsbasierte Psychotherapie ließe sich damit ergänzen, unterstützen oder vorbereiten. Betrachtet man den Einsatz von Prozessfeedbacksystemen als ein essenzielles Merkmal systemischer Therapien, so ist ihnen gemeinsam, dass es sich um die Veränderung von Funktionsmustern komplexer neuronaler oder psychischer Systeme, oder mit andern Worten, um die Beeinflussung von Selbstorganisationsprozessen mit spezifischen Feedback- und Stimulationsmethoden handelt. In diesem Sinne liegen hier systemische (d. h. auf die Funktionsweise komplexer Systeme gerichtete) Therapien vor, deren volles Potenzial sich zukünftig aus ihrer Kombination heraus entfalten könnte.

10.2 Systemische Therapien

Vor dem Hintergrund dieser Entwicklungslinien sei ein Vorschlag für eine Definition von systemischen Therapien gemacht (s. bereits Schiepek & Rufer, 2008):

Begriffsklärung:

Systemische Therapie ist in diesem Verständnis die Ermöglichung von Veränderungsprozessen von als defizitär oder dysfunktional beurteilten Zuständen eines Systems oder Netzwerks von Systemen (Strukturen und/oder Funktionen betreffend) mit Methoden, die ihre Verortung im Theoriespektrum komplexer, dynamischer und nichtlinearer Systeme haben. Entscheidender und integrativer Bestandteil von Therapie und Veränderung ist die prozessuale Erfassung der Systeme und ihrer Dynamik, sowie ein konsequentes Prozessfeedback. Der Therapie- und Veränderungsprozess selbst wird damit als dynamisches, selbstorganisierendes System konzipiert und erfasst.

Eine solche offene Definition von systemischen Therapien bedeutet, dass

1. der Fokus der Behandlung Systemqualität besitzt (z. B. neuronale Systeme, psychische Strukturen, interpersonelle Systeme) und mit systemtheoretischen Methoden modellierbar ist,

2. a priori keine Einschränkung auf eine bestimmte Funktionsebene (z. B. auf eine biologische, eine psychische oder eine interpersonell-kommunikative) stattfindet,
3. systemische Therapien nicht auf Psychotherapie beschränkt sind – neurobiologische oder biomedizinische Behandlungen können in diesem Sinne ebenso systemisch sein wie psychologische oder soziale, und
4. im Anwendungsfeld der Psychotherapie keine A-Priori-Festlegung auf bestimmte Interventionsmethoden oder Therapieschulen erfolgt.

Nach diesem Verständnis ist die Arbeit mit Familien, Paaren oder anderen Mehrpersonenkonstellationen noch nicht ausreichend, um diese als „systemisch" zu bezeichnen. Hinzu kommen müsste eine spezifische Konzeptualisierung und Erfassung dieser Konstellationen als dynamische Systeme. Im Hinblick auf Punkt 2 ist darauf hinzuweisen, dass in der konkreten Praxis wohl kaum immer (neuro-)biologische, intrapsychische und soziale Prozesse gleichzeitig erfasst werden und Interventionen auf all diesen Ebenen durchgeführt werden können. Trotzdem sollten diese Ebenen berücksichtigt und im konkreten Fall, d. h. im Rahmen einer Fallkonzeption begründet werden, warum man eine Fokussierung auf einen Systemausschnitt oder eine bestimmte Systemebene vornimmt.

Systemische Psychotherapie ist nach dieser Definition eine mögliche Teilmenge systemischer Therapien. Charakteristisch für systemische Psychotherapie nach dem hier vorgestellten Konzept des synergetischen Prozessmanagements wäre (a) der Bezug zu Metatheorien aus dem Spektrum komplexer, dynamischer Systeme, insbesondere der Synergetik, (b) die Begründung des Vorgehens über die generischen Prinzipien, (c) ein idiografisches Vorgehen bei der Fallkonzeption und beim Prozessmonitoring, sowie (d) die Nutzung von Therapiefeedback und Therapiesteuerung insbesondere mit den Möglichkeiten des SNS.

Der in diesem Band entwickelte Vorschlag einer integrativen, d. h. schulen- und disziplinübergreifenden Therapie nach der bereits von Sigmund Freud formulierten Forderung eines Junktims von Praxis und Forschung müsste sich auch in entsprechenden Aus- und Weiterbildungskonzepten niederschlagen. Zu wünschen wäre eine praktische und wissenschaftliche Doppelqualifikation, welche als *Scientist-Practitioner-Modell* bezeichnet wird. Weitere Diskussionen, Spezifizierungen, Ausarbeitungen, Praxiserprobungen und Entwicklungen sollten folgen, auf die wir in den nächsten Jahren gespannt sein dürfen.

Literatur

Ahn, H. & Wampold, B. E. (2001). Where oh where are the specific ingredients? A meta-analysis of component studies in counselling and psychotherapy. *Journal of Counseling Psychology, 48,* 251–257.

Ambühl, H. & Grawe, K. (1988). Die Wirkungen von Psychotherapien als Ergebnis der Wechselwirkungen zwischen therapeutischem Angebot und Aufnahmebereitschaft der Klient/innen/en. *Zeitschrift für Klinische Psychologie, Psychopathologie und Psychotherapie, 36,* 308–327.

Ambühl, H. R. & Mühlmann, T. (1991). Gefühlsbezogene therapeutische Interventionen, Aufnahmebereitschaft des Klienten und Postsession Outcome. Eine Einzelfallstudie. *Schweizerische Zeitschrift für Psychologie, 50,* 248–259.

Anderson, H. & Goolishian, H. (1988). Human systems as linguistic systems: preliminary and evolving ideas about the implications of clinical theory. *Family Process, 27,* 371–393.

Anderson, H. & Goolishian, H. (1992). Therapie als ein System in Sprache: Geschichten erzählen und Nicht-Wissen in Therapien. *systeme, 6* (2), 15–21.

Anderson, T. (1999). *Specifying non-"specifics" in therapists: The effect of facilitative interpersonal skills in outcome and alliance formation.* Paper presented at the 30th annual meeting of the International Society of Psychotherapy Research, Braga, Portugal.

Anderson, T., Lunnen, K. M. & Ogles, B. M. (2010). Putting models and techniques in context. In B. Duncan, S. Miller, B. Wampold & M. Hubble (2010) (Eds.). *The Heart and Soul of Change* (2nd ed., pp. 143–166). Washington, DC: American Psychological Association.

Anker, M., Duncan, B. & Sparks, J. (2009). Using client feedback to improve couples therapy outcomes: a randomized clinical trial in a naturalistic setting. *Journal of Consulting and Clinical Psychology, 77,* 693–704.

Antonovsky A. (1987). *Unraveling the Mystery of Health.* London: Jossey Bass.

Antonovsky, A. & Franke, A. (1997). *Salutogenese. Zur Entmystifizierung der Gesundheit.* Tübingen: dgvt.

Asay, T. P. & Lambert, M. J. (1999). The empirical case for the common factors in therapy: quantitative findings. In M. Hubble, B. Duncan & S. Miller (Eds.), *The Heart and Soul of Change: What Works in Therapy* (pp. 33–56). Washington, DC: American Psychological Association.

Atmanspacher, H. & Dalenoort, G. J. (1994). *Inside Versus Outside. Endo- and Exo-Concepts of Observation and Knowledge in Physics, Philosophy, and Cognitive Science.* Berlin: Springer.

Bandt, C. & Pompe, B. (2002). Permutation Entropy: a natural complexity measure for time series. *Physical Revue Letters, 88,* 174102 1–4.

Barak, A., Hen, L., Boniel-Nissim, M. & Shapira, N. (2008). A comprehensive review and a meta-analysis of the effectiveness of internet-based psychotherapeutic interventions. *Journal of Technology in Human Services, 26,* 109–160.

Barber, J. P., Crits-Christoph, P. & Luborsky, L. (1996). Effects of therapist adherence and competence on patient outcome in brief dynamic therapy. *Journal of Consulting and Clinical Psychology, 64,* 619–622.

Baskin, T. W., Tierney, C. S., Minami, T & Wampold, B. E. (2003). Establishing specificity in psychotherapy: a meta-analysis of structural equivalence of placebo controls. *Journal of Consulting and Clinical Psychology, 71,* 973–979.

Bee, P., Bower, P., Lovell, K., Gilbody, S., Richards, D., Gask, L. et al. (2008). Psychotherapy mediated by remote communication technologies: a meta-analytic review. *BMC Psychiatry, 8* (1), 60.

Beirle, G. & Schiepek, G. (2002). Psychotherapie als Veränderung von Übergangsmustern zwischen „States of Mind". Einzelfallanalyse einer systemisch-ressourcenorientierten Kurzzeittherapie. *Psychotherapie, Psychosomatik und Medizinische Psychologie, 52,* 214–225.

Benish, S., Imel, Z. E. & Wampold, B. E. (2008). The relative efficacy of bona fide psychotherapies of post-traumatic stress disorder: a meta-analysis of direct comparisons. *Clinical Psychology Review, 28,* 746–758.

Berg, I. K. & Miller, S. D. (1998). *Kurzzeittherapie bei Alkoholproblemen. Ein lösungsorientierter Ansatz* (3. Aufl.). Heidelberg: Carl Auer.

Berman, J. S., Miller, C. & Massman, P. J. (1985). Cognitive therapy versus systematic desensitization: is one treatment superior? *Psychological Bulletin, 97,* 451–461.

Beutler, L. E., Malik, M., Alimohamed, S., Harwood, T. M., Talebi, H., Noble, S. & Wong, E. (2004). Therapist variables. In M. J. Lambert (Ed.), *Bergin and Garfield's Handbook of Psychotherapy and Behavior Change* (pp. 227–306). New York: Wiley.

Bohart, A. C., Elliott, R., Greenberg, L. S. & Watson, J. C. (2002). Empathy. In J. C. Norcross (Ed.), *Psychotherapy Relationships That Work* (pp. 89–108). New York: Oxford University Press.

Bohart, A. C. & Tallman, K. (2010). Clients: the neglected common factor in psychotherapy. In B. Duncan, S. Miller, B. Wampold & M. Hubble (Eds.), *The Heart and Soul of Change* (2nd ed., pp. 83–111). Washington, DC: American Psychological Association.

Bohus, M., Kleindienst, N., Limberger, M. F., Stieglitz, R. D., Domsalla, M., Chapman, A., Steil, R., Philipsen, A. & Wolf, M. (2009). The Short-Version of the Borderline Symptom List (BSL-23): development and initial data on psychometric properties. *Psychopathology, 42,* 32–39.

Bohus, M., Schmahl, C. & Mauchnik, J. (2011). Borderline-Persönlichkeitsstörungen. In G. Schiepek (Hrsg.), *Neurobiologie der Psychotherapie* (2. völlig überarbeitete und erweiterte Auflage, S. 433–449). Stuttgart: Schattauer.

Brockmann, J. & Sammet, I. (2003). Die Control Mastery Theorie von Weiss. In A. Gerlach, A. M. Schlösser & A. Springer (Hrsg.), *Psychoanalyse mit und ohne Couch* (S. 280–293). Bonn: Psychosozial-Verlag.

Bruder-Bezzel, A. (1991). *Die Geschichte der Individualpsychologie.* Frankfurt am Main: Fischer.

Bruder-Bezzel, A. (Hrsg.). (2009). *Alfred-Adler-Studienausgabe, Band 7: Gesellschaft und Kultur (1897–1937).* Göttingen: Vandenhoeck & Ruprecht.

Buchheim, A. (2011). Sozio-emotionale Bindung. In G. Schiepek (Hrsg.), *Neurobiologie der Psychotherapie* (2., völlig überarbeitete und erweiterte Auflage, S. 339–348). Stuttgart: Schattauer.

Busch, A., Kanter, J. Landes, S. & Kohlenberg, R. (2006). Sudden gains and outcome: a broader temporal analysis of cognitive therapy for depression. *Behaviour Therapy, 37,* 61–68.

Caspar, F. (1996). *Beziehungen und Probleme verstehen. Eine Einführung in die psychotherapeutische Plananalyse* (2. Aufl.). Bern: Huber.

Castonguay, L. G., Goldfried, M. R., Wiser, S., Raue, P. J. & Hayes, A. M. (1996). Predicting the effect of cognitive therapy for depression: a study of unique and common factors. *Journal of Consulting and Clinical Psychology, 64,* 497–504.

Castonguay, L. G. & Hill, C. E. (Eds.). (2012). *Transformation in Psychotherapy: Corrective Experiences Across Cognitive Behavioral, Humanistic, and Psychodynamic Approaches.* Washington, DC: American Psychological Association.

Christensen, A. & Heavey, C. L. (1999). Interventions for couples. *Annual Review of Psychology, 50,* 165–190.

Cierpka, M. (Hrsg.). (2008). *Handbuch der Familiendiagnostik.* Heidelberg Berlin: Springer.

Ciompi, L. (1997). *Die emotionalen Grundlagen des Denkens. Entwurf einer fraktalen Affektlogik.* Göttingen: Vandenhoeck & Ruprecht.

Clarkin, J. F. & Levy, K. N. (2004). The influence of client variables on psychotherapy. In M. J. Lambert (Ed.), *Bergin and Garfield's Handbook of Psychotherapy and Behavior Change* (pp. 194–226). New York: Wiley.

Cooper, J. & Axsom, D. (1982). Effort justification in psychotherapy. In G. Weary & H. L. Mirels (Eds.), *Integrations of Clinical and Social Psychology* (pp. 214–230). New York: Oxford University Press.

Crits-Christoph, P., Gibbons, M. B., Hamilton, J., Ring-Kurtz, S. & Gallop, R. (2011). The dependability of alliance assessments: the alliance-outcome correlation is larger than you might think. *Journal of Consulting and Clinical Psychology, 79,* 267–278.

Curtis, J. & Silberschatz, G. (1996). Strukturierte psychodynamische Fallkonzeptionen: Der Mt. Zion Ansatz. In F. Caspar (Hrsg.), *Psychotherapeutische Problemanalyse* (S. 303–313). Tübingen: dgvt.

Dalter, W., Gstach, J. & Wininger, M. (Hrsg.). (2009). *Alfred-Adler-Studienausgabe, Band 4: Erziehung und Erziehungsberatung (1913–1937).* Göttingen: Vandenhoeck & Ruprecht.

de Charms, R. C. (2008). Applications of real-time fMRI. *Nature Revue Neuroscience, 9,* 720–729.

de Charms, R. C., Christoff, K., Glover, G. H., Pauly, J. M., Whitfield, S. & Gabrieli, J. D. (2004). Learned regulation of spatially localized brain activation using real-time fMRI. *NeuroImage, 21,* 436–443.

de Charms, R. C., Maeda, F., Glover, G. H., Ludlow, D., Pauly, J. M., Soneji, D., Gabrieli, J. D. & Mackey, S. C. (2005). Control over brain activation and pain learned by using real-time functional MRI. *Proceedings of the National Academy of Sciences USA, 102,* 18626–18631.

de Shazer, S. (1989). *Wege erfolgreicher Kurztherapie.* Stuttgart: Klett-Cotta.

Duncan, B., Miller, S. & Sparks, J. A. (2004). (Eds.). *The Heroic Client: A Revolutionary Way to Improve Effectiveness Through Client-directed, Outcome-informed Therapy.* San Francisco: Jossey-Bass.

Duncan, B., Miller, S., Wampold, B. & Hubble, M. (2010). (Eds.). *The Heart and Soul of Change* (2nd ed.). Washington, DC: American Psychological Association.

Dunn, R. L. & Schwebel, A. I. (1995). Meta-analytic review of marital therapy outcome research. *Journal of Family Psychology, 9,* 58–68.

Dush, D. M., Hirt, M. L. & Schroeder, H. (1983). Self-statement modification with adults: a meta-analysis. *Psychological Bulletin, 94,* 408–422.

Ebner-Priemer, U. W. & Bohus, M. (2008). Elektronische Tagebücher in der Medizin – Echtzeiterfassung von Symptomen. *Deutsches Ärzteblatt, 105,* A1550–A1553.

Ebner-Priemer, U. & Trull, T. (2009). Ecological momentary assessment of mood disorders and mood dysregulation. *Psychological Assessment, 21,* 463–475.

Eckmann, J. P., Oliffson Kamphorst, S. & Ruelle, D. (1987). Recurrence plots of dynamical systems. *Europhysics Letters, 4,* 973–977.

Elliott, R. & James, E. (1989). Varieties of client experience in psychotherapy: an analysis of the literature. *Clinical Psychology Review, 9,* 443–467.

Fahrenberg, J., Leonhart, R. & Foerster, F. (2002). *Alltagsnahe Psychologie. Datenerhebung im Feld mit hand-held PC und physiologischem Mess-System.* Bern: Huber.

Fahrenberg, J., Myrtek, M., Pawlik, K. & Perrez, M. (2007). Ambulatory assessment – monitoring behavior in daily life settings. *European Journal of Psychological Assessment, 23,* 206–213.

Flatten, G. (2011). Posttraumatische Belastungsstörungen. In G. Schiepek (Hrsg.), *Neurobiologie der Psychotherapie* (2., völlig überarbeitete und erweiterte Auflage, S. 450–471). Stuttgart: Schattauer.

Fornaro, P. (2009). *Funktion und Wirkung von therapeutischen Fragen im Prozess systemischer Paartherapie.* Diplomarbeit. Ludwig-Maximilians-Universität München.

Gaffan, E. A., Tsaousis, I. & Kemp-Wheeler, S. M. (1995). Researcher allegiance and meta-analysis: the case of cognitive therapy for depression. *Journal of Consulting and Clinical Psychology, 63,* 966–980.

Gallese, V., Bertram, W. & Buccino, G. (2011). Spiegelneurone, verkörperte Simulation, Intersubjektivität und Sprache. In G. Schiepek (Hrsg.), *Neurobiologie der Psychotherapie* (2., völlig überarbeitete und erweiterte Auflage, S. 323–338). Stuttgart: Schattauer.

Garfield, S.L. (1992). Eclectic psychotherapy: a common factors approach. In J.C. Norcross & M.R. Goldfried (Eds.), *Handbook of Psychotherapy Integration* (pp. 169–201). New York: Basic Books.

Garfield, S.L. (1994). Research on client variables in psychotherapy. In A.E. Bergin & S.L. Garfield (Eds.), *Handbook of Psychotherapy and Behavior Change* (4th ed., pp. 191–228). New York: Wiley.

Garfield, S.L. (1995). *Psychotherapy: An Eclectic-Integrative Approach.* New York: Wiley.

Gerstner, W., Kempter, R., van Hemmen, J. & Wagner, H. (1996). A neuronal learning rule for sub-millisecond temporal coding. *Nature, 383,* 76–81.

Globus, G.G. & Arpaia, J.P. (1994). Psychiatry and the new dynamics. *Biological Psychiatry, 35,* 352–364.

Goodman, W.K., Price, L.H., Rasmussen, S.a., Mazure, C., Fleischmann, R.L., Hill, C.L., Heninger, G.R. & Charney, D.S. (1989). The Yale-Brown obsessive compulsive scale. I. Development, use, and reliability. *Archives of General Psychiatry, 46,* 1006–1011.

Grawe, K. (1995). Grundriss einer Allgemeinen Psychotherapie. *Psychotherapeut, 40,* 130–145.

Grawe, K. (1998). *Psychologische Therapie.* Göttingen: Hogrefe.

Grawe, K. (2004). *Neuropsychotherapie.* Göttingen: Hogrefe.

Grawe, K., Donati, R. & Bernauer, F. (1994). *Psychotherapie im Wandel. Von der Konfession zur Profession.* Göttingen: Hogrefe.

Grawe, K., Grawe-Gerber, M., Heininger, B., Ambühl, H. & Caspar, F. (1996). Schematheoretische Fallkonzeption und Therapieplanung – Eine Anleitung für Therapeuten. In F. Caspar (Hrsg.), *Psychotherapeutische Problemanalyse* (S. 189–224). Tübingen: dgvt.

Gregory, R.J., Canning, S.E., Lee, T.W. & Wise, J.C. (2004). Cognitive bibliotherapy for depression: a meta-analysis. *Professional Psychology: Research and Practice, 35,* 275–280.

Grencavage, L.M. & Norcross, J.C. (1990). Where are the commonalities among the therapeutic common factors? *Professional Psychology: Research and Practice, 21,* 372–378.

Greve, N. & Keller, T. (Hrsg.). (2010). *Systemische Praxis in der Psychiatrie.* Heidelberg: Carl Auer.

Grosse Holtforth, M. & Grawe, K. (2004). Inkongruenz und Fallkonzeption in der Psychologischen Therapie. *Verhaltenstherapie & psychosoziale Praxis, 36,* 9–21.

Gumz, A., Brähler, E., Geyer, M. & Erices, R. (2012a). Crisis-repair sequences – considerations on the classification and assessment of breaches in the therapeutic relationship. *BMC Medical Research Methodology, 12,* 10.

Gumz, A., Bauer, K. & Brähler, E. (2012b). Corresponding instability of patient and therapist process ratings in psychodynamic psychotherapies. *Psychotherapy Research, 22,* 26–39.

Gunzelmann, T., Schiepek, G. & Reinecker, H. (1987). Laienhelfer in der psychosozialen Versorgung: Meta-Analysen zur differentiellen Effektivität von Laien und professionellen Helfern. *Gruppendynamik, 18,* 361–384.

Gurin, J. (1990, March). Remaking our lives. *American Health,* 50–52.

Hahlweg, K. & Weidemann, G. (1999). Principles and results of family therapy in schizophrenia. *European Archives in Psychiatry and Clinical Neuroscience, 249* (Suppl. 4), 108–115.

Hahlweg, K., Dose, M., Dürr, H. & Müller, U. (2006). *Psychoedukative Familienbetreuung bei schizophrenen Patienten. Ein verhaltenstherapeutischer Ansatz zur Rückfallprophylaxe. Konzepte, Behandlungsanleitungen und Materialien* (2., überarb. und erw. Auflage). Göttingen: Hogrefe.

Haken, H. (1996). *Principles of Brain Functioning. A Synergetic Approach to Brain Activity, Behavior, and Cognition.* Berlin: Springer.

Haken, H. (2004). *Synergetics. Introduction and Advanced Topics.* Berlin: Springer.

Haken, H. (2011). Synergetik der Gehirnfunktionen. In G. Schiepek (Hrsg.), *Neurobiologie der Psychotherapie* (2., völlig überarbeitete und erweiterte Auflage, S. 175–192). Stuttgart: Schattauer.

Haken, H. & Schiepek, G. (2010). *Synergetik in der Psychologie. Selbstorganisation verstehen und gestalten* (2. Aufl.). Göttingen: Hogrefe.

Hand, I. & Büttner-Westphal, H. (1991). Die Yale-Brown Obsessive Compulsive Scale (Y-Bocs): ein halbstrukturiertes Interview zur Beurteilung des Schweregrades von Denk- und Handlungszwängen. *Verhaltenstherapie, 1,* 223–255.

Hansch, D. (1997). *Psychosynergetik. Die fraktale Evolution des Psychischen. Grundlagen einer Allgemeinen Psychotherapie.* Opladen: Westdeutscher Verlag.

Hartung, J. (1990). *Psychotherapie phobischer Störungen. Zur Handlungs- und Lageorientierung im Therapieprozess.* Deutscher Universitäts Verlag.

Hattie, J.A., Sharpley, C.F. & Rogers, H.F. (1984). Comparative effectiveness of professional and paraprofessional helpers. *Psychological Bulletin, 95,* 534–541.

Hayes, A.M., Feldman, G.C., Beevers, C.G., Laurenceau, J.P., Cardaciotto, L.A. & Lewis-Smith, J. (2007a). Discontinuities and cognitive changes in an exposure-based cognitive therapy for depression. *Journal of Consulting and Clinical Psychology, 75,* 409–421.

Hayes, A.M., Laurenceau, J.P., Feldman, G.C., Strauss, J.L. & Cardaciotto, L.A. (2007b). Change is not always linear: the study of nonlinear and discontinuous patterns of change in psychotherapy. *Clinical Psychology Review, 27,* 715–723.

Hedges, L.V. & Olkin, I. (1985). *Statistical Methods for Meta-Analysis.* San Diego, CA: Academic Press.

Hein, J. (2012). Analyse (in)direkter Effekte von Coaching anhand der generischen Prinzipien – eine empirische Fallstudie. In C. Schiersmann & H.U. Thiel (Hrsg.), *Beratung als Förderung von Selbstorganisationsprozessen* (S. 132–163). Göttingen: Vandenhoeck & Ruprecht.

Heinrichs, N., Bodenmann, G. & Hahlweg, K. (2008). *Prävention bei Paaren und Familien.* Göttingen: Hogrefe.

Heinzel, S., Tominschek, I. & Schiepek, G. (2013). Dynamic patterns in psychotherapy – discontinuous changes and critical instabilities during the treatment of obsessive compulsive disorder. *Manuscript under review.*

Henry, W.P., Schacht, T.E., Strupp, H.H., Butler, S.F. & Binder, J. (1993a). Effects of training in time-limited dynamic psychotherapy: mediators of therapists' responses to training. *Journal of Consulting and Clinical Psychology, 61,* 441–447.

Henry, W.P., Strupp, H.H., Butler, S.F., Schacht, T.E. & Binder, J. (1993b). Effects of training in time-limited dynamic psychotherapy: changes in therapists' behavior. *Journal of Consulting and Clinical Psychology, 61,* 434–440.

Höger, D. (2006). Klientenzentrierte Persönlichkeitstheorie. In J. Eckert, E.-M. Biermann-Ratjen & D. Höger (Hrsg.), *Gesprächspsychotherapie* (S. 37–72). Heidelberg: Springer.

Horn, A.B., Mehl, M.R. & Große Deters, F. (2011). Expressives Schreiben und Immunaktivität – gesundheitsfördernde Aspekte der Selbstöffnung. In C. Schubert (Hrsg.), *Psychoneuroimmunologie und Psychotherapie* (S. 208–227). Stuttgart: Schattauer.

Horowitz, M.J. (1987). *States of Mind.* New York: Plenum Press.

Horvath, A.O. & Symonds, B.D. (1991). Relation between working alliance and outcome in psychotherapy: a meta-analysis. *Journal of Counseling Psychology, 38,* 139–149.

Ilardy, S.S. & Craighead, W.E. (1994). The role of non-specific factors in cognitive-behavior therapy for depression. *Clinical Psychology: Research and Practice, 1,* 138–156.

Ilardy, S.S. & Craighead, W.E. (1999). Rapid early response, cognitive modification, and non specific factors in cognitive-behavior therapy for depression: a reply to Tang and DeRubeis. *Clinical Psychology: Science and Practice, 6,* 295–299.

Johnston, S. J., Boehm, S. G., Healy, D., Goebel, R. & Linden, D. E. (2010). Neurofeedback: a promising tool for the self-regulation of emotion networks. *NeuroImage, 30,* 1066–1072.

Kanfer, F. H., Reinecker, H. & Schmelzer, D. (2006). *Selbstmanagement-Therapie.* Berlin: Springer.

Kelly, M., Roberts, J. & Ciesla, J. (2005). Sudden gains in cognitive behavioral treatment for depression: when do they occur and do they matter? *Behaviour Research and Therapy, 43,* 703–714.

Kelly, M., Cyranowski, J. & Frank, E. (2007a). Sudden gains in Interpersonal Psychotherapy for depression. *Behaviour Research and Therapy, 45,* 2563–2572.

Kelly, M., Roberts, J. & Bottonari, K. (2007b). Non-treatment-related sudden gains in depression: the role of self-evaluation. *Behaviour Research and Therapy, 45,* 737–747.

Kelso, J. A. S. (1995). *Dynamic Patterns. The Self-Organization of Brain and Behavior.* Cambridge, MS: MIT Press.

Keupp, H. (1997). *Ermutigung zum aufrechten Gang.* Tübingen: dgvt-Verlag.

Knaevelsrud, C. & Maercker, A. (2007). Internet-based treatment for PTSD reduces distress and facilitates the development of a strong therapeutic alliance: a randomized controlled clinical trial. *BMC Psychiatry, 7,* 13.

Knuf, A. & Seibert, U. (Hrsg.). (2000). *Selbstbefähigung fördern. Empowerment und psychiatrische Arbeit.* Bonn: Psychiatrie-Verlag.

Kriz, J. (1990). Pragmatik systemischer Therapie-Theorie. Teil II: Der Mensch als Bezugspunkt systemischer Perspektiven. *System Familie, 3,* 97–107.

Kriz, J. (2004). Personenzentrierte Systemtheorie – Grundfragen und Kernaspekte. In A. von Schlippe & W. C. Kriz (Hrsg.), *Personzentrierung und Systemtheorie* (S. 13–67). Göttingen: Vandenhoeck & Ruprecht.

Kriz, J. (2010). Systemtheorie als eine Metatheorie zur Integration psychotherapeutischer Ansätze. *Psychotherapie im Dialog, 11,* 28–33.

Kuramoto, Y. (1984). *Chemical Oscillations, Waves, and Turbulence.* Berlin: Springer.

Lambert, M. J. (1992). Psychotherapy outcome research: implications for integrative and eclectic therapists. In J. C. Norcross & M. R. Goldfried (Eds.), *Handbook of Psychotherapy Integration* (pp. 94–129). New York: Basic Books.

Lambert, M. J. (Ed.). (2004). *Bergin and Garfield's Handbook of Psychotherapy and Behavior Change.* New York: Wiley.

Lambert, M. J. (2010). „Yes, it is time for clinicians to routinely monitor treatment outcome." In B. Duncan, S. Miller, B. Wampold & M. Hubble (Eds.), *The Heart and Soul of Change* (2nd ed., pp. 237–266). Washington, DC: American Psychological Association.

Lambert, M. J., Shapiro, D. A. & Bergin, A. E. (1986). The effectiveness of psychotherapy. In S. L. Garfield & A. E. Bergin (Eds.), *Handbook of Psychotherapy and Behavior Change* (pp. 157–212). New York: Wiley.

Lambert, M. J., Whipple, J. L., Smart, D. W., Vermeersch, D. A., Nielsen, S. L. & Hawkins, E. J. (2001). The effects of providing therapists with feedback on patient progress during psychotherapy: are outcomes enhanced? *Psychotherapy Research, 11,* 49–68.

Lambert, M. J., Hannöver, W., Nisslmüller, K., Richard, M. & Kordy, H. (2002a). Fragebogen zum Ergebnis von Psychotherapie: Reliabilität und Validität der Deutschen Übersetzung des Outcome Questionnaire 45–2 (OQ 45.2). *Zeitschrift für Klinische Psychologie und Psychotherapie, 31,* 40–47.

Lambert, M. J., Whipple, J. L., Vermeersch, D. A., Smart, D. W., Hawkins, E. J., Nielsen, S. L. & Goates, M. (2002b). Enhancing psychotherapy outcomes via providing feedback on client progress: a replication. *Clinical Psychology and Psychotherapy, 9,* 91–103.

Lambert, M. J. & Ogles, B. M. (2004). The efficacy and effectiveness of psychotherapy. In M. J. Lambert (Ed.), *Bergin and Garfield's Handbook of Psychotherapy and Behavior Change* (pp. 139–193). New York: Wiley.

Lambert, M. J., Harmon, C., Slade, K., Whipple, J. L. & Hawkins, E. J. (2005). Providing feedback to psychotherapists on their patient's progress: clinical results and practice suggestions. *Journal of Clinical Psychology, 61,* 165–174.

Lange, A., van de Ven, J. Schrieken, B. & Smit, M. (2004). ‚Interapy' Burn-out: Prävention und Behandlung von Burn-out über das Internet. *Verhaltenstherapie, 14,* 190–199.

Lawson, D. (1994). Identifying pretreatment change. *Journal of Counseling and Development, 72,* 244–248.

LeDoux, J. E. (2000). Emotion circuits in the brain. *Annual Review in Neuroscience, 23,* 155–184.

LeDoux, J. (2001). *Das Netz der Gefühle. Wie Emotionen entstehen.* München: dtv.

Leist, K. H. (1999). Synergetische Lehr-Lernprozesse des Bewegungssystems. In K. Mainzer (Hrsg.), *Komplexe Systeme und Nichtlineare Dynamik in Natur und Gesellschaft* (S. 207–221). Berlin: Springer.

Levitt, H. M., Butler, M. & Hill, T. (2006). What clients feel helpful in psychotherapy: developing principles for facilitating moment-to-moment change. *Journal of Counseling Psychology, 53,* 314–324.

Lewin, K. (1963). *Feldtheorie in den Sozialwissenschaften.* Bern: Huber.

Lovibond, S. H. & Lovibond, P. F. (1995). *Manual for the Depression Anxiety Stress Scales.* Sydney: Psychology Foundation.

Luborsky, L., Singer, B. & Luborsky, L. (1975). Comparative studies of psychotherapies: is it true that „Everyone has won and all must have prizes"? *Archives of General Psychiatry, 42,* 53–65.

Ludewig, K. (2011). Psychische Systeme – ein nützliches Konzept für die systemische Praxis? *Familiendynamik, 36,* 222–238.

Luhmann, N. (1984). *Soziale Systeme.* Reinbek: Rowohlt.

Lutz, W., Böhnke, J. R. & Köck, K. (2010). Lending an ear to feedback systems: evaluation of recovery and non-response in psychotherapy in a German outpatient setting. *Community Mental Health Journal* 2010, DOI 10.1007/s10597–010–9307–3.

Mahoney, M. J. (1991). *Human Change Processes. The Scientific Foundation of Psychotherapy.* New York: Basic Books.

Markram, H., Lübke, J., Frotscher, M. & Sakmann, B. (1997). Regulation of synaptic efficacy by coincidence of postsynaptic aps and epsps. *Science, 275,* 213–215.

Martin, D. J., Garske, J. P. & Davis, M. K. (2000). Relation of the therapeutic alliance with outcome and other variables: A meta-analytic review. *Journal of Consulting and Clinical Psychology, 68,* 438–450.

Mathiak, K. & Weisskopf, N. (2011). Neurofeedback mit Echtzeit-fMRT. In G. Schiepek (Hrsg.), *Neurobiologie der Psychotherapie* (2., völlig überarbeitete und erweiterte Auflage, S. 593–605). Stuttgart: Schattauer.

Miller, S. D., Hubble, M. A. & Duncan, B. L. (Eds.). (1996). *Handbook of Solution-Focussed Brief Therapy.* San Francisco: Jossey Bass.

Miller, S. D., Duncan, B. L. & Hubble, M. A. (1997). *Escape from Babble. Toward a Unifying Language for Psychotherapy Practice.* New York: Norton.

Miller, S. D., Duncan, B. L., Brown, J., Sorrell, R. & Chalk, M. B. (2006). Using formal client feedback to improve retention and outcome: making ongoing real-time assessment feasible. *Journal of Brief Therapy, 5,* 5–22.

Miller, W.R. & C'de Baca, J. (2001). *Quantum Change.* New York: Guilford Press.

Norcross, J.C. (Ed.). (2002). *Psychotherapy Relationships That Work: Therapist Contributions and Responsiveness to Patients.* New York: Oxford University Press.

Norcross, J.C. (2006). Integrating self-help into psychotherapy: 16 practical suggestions. *Professional Psychology: Research and Practice, 37,* 683–693.

Norcross, J.C. (2010). The therapeutic relationship. In B. Duncan, S. Miller, B. Wampold & M. Hubble (Eds.), *The Heart and Soul of Change* (2nd ed., pp. 113–141). Washington, DC: American Psychological Association.

Norcross, J.C. & Goldfried, M.R. (1992). (Eds.). *Handbook of Psychotherapy Integration.* New York: Basic Books.

Norcross, J.C. & Lambert, M.J. (2005). The therapy relationship. In J.C. Norcross, L.E. Beutler & R.F. Levant (Eds.), *Evidence-based Practices in Mental Health: Debate and Dialogue on the Fundamental Questions.* Washington, DC: American Psychological Association.

Orlinsky, D.E., Grawe, K. & Parks, B. (1994). Process and outcome in psychotherapy – noch einmal. In A.E. Bergin & S.L. Garfield (Eds.), *Handbook of Psychotherapy and Behavior Change* (4th ed., pp. 270–376). New York: Wiley.

Orlinsky, D.E., Ronnestad, M.H. & Willutzki, U. (2004). Fifty years of psychotherapy process-outcome research: continuity and change. In M.J. Lambert (Ed.), *Bergin and Garfield's Handbook of Psychotherapy and Behavior Change* (pp. 307–390). New York: Wiley.

Osipov, G.V., Kurths, J. & Zhou, C. (2007). *Synchronization in Oscillatory Networks.* Berlin: Springer.

Pawlik, K. (Hrsg.). (1976). *Diagnose der Diagnostik.* Stuttgart: Klett.

Petzold, H. (2003). *Integrative Therapie* (2. Aufl.). Paderborn: Junfermann.

Pikovski, A., Rosenblum, M. & Kuhrts, J. (2001). *Synchronization. An Universal Concept in Nonlinear Sciences.* Cambridge: Cambridge University Press.

Popovych, O.V., Hauptmann, C. & Tass, P.A. (2006). Control of neural synchrony by nonlinear delayed feedback. *Biological Cybernetics, 95,* 69–85.

Prochaska, J.O., Norcross, J.C. & DiClemente, C.C. (1994). *Changing for Good.* New York: Morrow.

Reddemann, L. (2001). *Imagination als heilsame Kraft. Zur Behandlung von Traumafolgen mit ressourcenorientierten Verfahren.* Stuttgart: Pfeiffer bei Klett-Cotta.

Reese, R.J., Norsworthy, L.A. & Rowlands, S. (in press). Does a continuous feedback system improve psychotherapy outcome? *Psychotherapy: Theory, Research, Practice, Training*

Reinecker, H. (1987). *Grundlagen der Verhaltenstherapie.* München: PVU.

Richter, H.E. (1962). *Eltern, Kind und Neurose.* Stuttgart: Klett.

Richter, H.E. (1970). *Patient Familie.* Reinbek: Rowohlt.

Rief, W. & Birbaumer, N. (2006). *Biofeedback. Grundlagen, Indikationen, Kommunikation, praktisches Vorgehen in der Therapie* (2. Aufl.). Stuttgart: Schattauer.

Robinson, L.A., Berman, J.S. & Neimeyer, R.A. (1990). Psychotherapy for the treatment of depression: a comprehensive review of controlled outcome research. *Psychological Bulletin, 108,* 30–49.

Rosenzweig, S. (1936). Some implicit common factors in diverse methods of psychotherapy: „At last the Dodo said: ‚Everybody has won and all must have prizes.'" *American Journal of Orthopsychiatry, 6,* 412–415.

Ruf, G.D. (2005). *Systemische Psychiatrie. Ein ressourcenorientiertes Lehrbuch.* Stuttgart: Klett-Cotta.

Rufer, M. (2012). *Erfasse komplex, handle einfach: Systemische Psychotherapie als Praxis der Selbstorganisation.* Göttingen: Vandenhoeck & Ruprecht.

Ruiz, S., Lee, S., Soekadar, S. R., Caria, A., Veit, R., Kircher, T., Birbaumer, N. & Sitaram, R. (2011). Acquired self-control of insula cortex modulates emotion recognition and brain network connectivity in schizophrenia. *Human Brain Mapping, 34,* 200–212.

Sachse, R. (1992). *Zielorientierte Gesprächstherapie.* Göttingen: Hogrefe.

Schepank, H. (1995). *BSS. Der Beeinträchtigungs-Schwere-Score. Ein Instrument zur Bestimmung der Schwere einer psychogenen Erkrankung. Manual und Testmappe.* Göttingen: Beltz Test.

Schiepek, G. (1986). *Systemische Diagnostik in der Klinischen Psychologie.* Weinheim: Beltz/PVU.

Schiepek, G. (1991). *Systemtheorie der Klinischen Psychologie.* Braunschweig: Vieweg.

Schiepek, G. (2006). Die neuronale Selbstorganisation von Persönlichkeit und Identität. *Psychotherapie, 11,* 192–201.

Schiepek, G. (2008). Psychotherapie als evidenzbasiertes Prozessmanagement. Ein Beitrag zur Professionalisierung jenseits des Standardmodells. *Nervenheilkunde, 27,* 1138–1146.

Schiepek, G. (2009). Complexity and nonlinear dynamics in psychotherapy. *European Review, 17,* 331–356.

Schiepek, G. (Hrsg.) (2011). *Neurobiologie der Psychotherapie* (2., völlig überarbeitete und erweiterte Auflage). Stuttgart: Schattauer.

Schiepek, G., Kowalik, Z. J., Schütz, A., Köhler, M., Richter, K., Strunk, G., Mühlnickel, W. & Elbert, T. (1997). Psychotherapy as a chaotic process I. Coding the client-therapist-interaction by means of sequential plan analysis and the search for chaos: a stationary approach. *Psychotherapy Research, 7,* 173–194.

Schiepek, G., Wegener, C., Wittig, D. & Harnischmacher, G. (1998). *Synergie und Qualität in Organisationen. Ein Fensterbilderbuch.* Tübingen: dgvt.

Schiepek, G., Eckert, H., Honermann, H. & Weihrauch, S. (2001). Ordnungswandel in komplexen dynamischen Systemen: Das systemische Paradigma jenseits der Therapieschulen. *Hypnose & Kognition, 18,* 89–117.

Schiepek, G. & Cremers, S. (2003). Ressourcenorientierung und Ressourcendiagnostik in der Psychotherapie. In H. Schemmel & J. Schaller (Hrsg.), *Ressourcen. Ein Hand- und Lesebuch zur therapeutischen Arbeit* (S. 147–193). Tübingen: dgvt.

Schiepek, G. & Rufer, M. (2008). Systemische Therapie – eine wissenschaftliche, evidenzbasierte und bio-psycho-soziale Methodologie. *Familiendynamik, 33,* 353–356.

Schiepek, G., Tominschek, I., Karch, S., Lutz, J., Mulert, C., Meindl, T. & Pogarell, O. (2009). A controlled single case study with repeated fMRI measures during the treatment of a patient with obsessive-compulsive disorder: testing the nonlinear dynamics approach to psychotherapy. *The World Journal of Biological Psychiatry, 10,* 658–668.

Schiepek, G. & Strunk, G. (2010). The identification of critical fluctuations and phase transitions in short term and coarse-grained time series – a method for the real-time monitoring of human change processes. *Biological Cybernetics, 102,* 197–207.

Schiepek, G., Zellweger, A., Kronberger, H., Aichhorn, W. & Leeb, W. (2011). Psychotherapie. In G. Schiepek (Hrsg.), *Neurobiologie der Psychotherapie* (2., völlig überarbeitete und erweiterte Auflage, S. 567–592). Stuttgart: Schattauer.

Schiepek, G., Aichhorn, W. & Strunk, G. (2012). Der Therapie-Prozessbogen (TPB). Faktorenstruktur und psychometrische Daten. *Zeitschrift für Psychosomatische Medizin und Psychotherapie, 58,* 257–266.

Schiepek, G. & Aichhorn, W. (2013). Real-Time Monitoring in der Psychotherapie. *Psychotherapie, Psychosomatik und medizinische Psychologie, 63,* 39–47.

Schiepek, G. & Matschi, B. (2013). Ressourcenerfassung im therapeutischen Prozess. *Psychotherapie im Dialog, 14,* 56–61.

Schiersmann, C. & Thiel, H. U. (2012). Beratung als Förderung von Selbstorganisationsprozessen – eine Theorie jenseits von „Schulen“ und „Formaten“. In C. Schiersmann & H. U. Thiel (Hrsg.), *Beratung als Förderung von Selbstorganisationsprozessen* (S. 132–163). Göttingen: Vandenhoeck & Ruprecht.

Schmidt, G. (2005). *Einführung in die hypno-systemische Therapie und Beratung.* Heidelberg: Carl Auer.

Schmidt-Schönbein, H. (1996). Physiological synergetics: a holistic concept concerning phase jumps in the behaviour of driven nonlinear systems. In R. Greger & U. Windhorst (Eds.), *Comprehensive Human Physiology. Vol. 1* (pp. 43–67). Berlin: Springer.

Schulman, J. J., Cancro, R., Lowe, S., Lu, F., Walton, K. D. & Llinas, R. R. (2011). Imaging of thalamocortical dysrhythmia in neuropsychiatry. *Frontiers in Human Neuroscience, 5,* 69.

Schweitzer, J. & von Schlippe, A. (2009). *Lehrbuch der systemischen Therapie und Beratung II. Das störungsspezifische Wissen* (3. Aufl.). Göttingen: Vandenhoeck & Ruprecht.

Schwing, R. & Fryszer, A. (2006). *Systemisches Handwerk.* Göttingen: Vandenhoeck & Ruprecht.

Sexton, T. L., Alexander, J. F. & Mease, A. L. (2004). Levels of evidence for the models and mechanisms of therapeutic change in family and couple therapy. In M. J. Lambert (Ed.), *Bergin and Garfield's Handbook of Psychotherapy and Behavior Change* (pp. 590–646). New York: Wiley.

Shadish, W. R. & Baldwin, S. a. (2002). Meta-analysis of MFT interventions. In D. H. Sprenkle (Ed.), *Effectiveness Research in Marriage and Family Therapy* (pp. 339–379). Alexandria, VA: American Association of Marriage and Family Therapy.

Shadish, W. R. & Baldwin, S. a. (2003). Meta-analysis of MFT interventions. *Journal of Marital and Family Therapy, 29,* 547–570.

Shadish, W. R., Montgomery, L. M., Wilson, P., Wilson, M. R., Bright, I. & Okwumabua, T. (1993). Effects of family and marital psychotherapies: a meta-analysis. *Journal of Consulting and Clinical Psychology, 61,* 992–1002.

Shapiro, D. A. & Shapiro, D. (1982). Meta-analysis of comparative therapy outcome research: a critical appraisal. *Behavioural Psychotherapy, 10,* 4–25.

Shapiro, D. A., Harper, H., Startup, M., Reynolds, S., Bird, D. & Suokas, A. (1994). The highwater mark of the drug metaphor. A meta-analytic critique of process-outcome research. In R. L. Russell (Ed.), *Reassessing Psychotherapy Research* (pp. 1–35). New York: Guilford Press.

Shaw, B. F., Elkin, I., Yamaguchi, J., Olmsted, M., Vallis, T. M., Dobson, K. S., Lowery, A., Sotsky, S. M., Watkins, J. T. & Imber, S. D. (1999). Therapist competence ratings in relation to clinical outcome in cognitive therapy of depression. *Journal of Consulting and Clinical Psychology, 67,* 837–846.

Siegel, M., Donner, T. H. & Engel, K. A. (2012). Spectral fingerprints of large-scale neuronal interactions. *Nature Reviews Neuroscience, 13,* 121–134.

Singer, W. (2011). Das Gehirn – ein komplexes, sich selbst organisierendes System. In G. Schiepek (Hrsg.), *Neurobiologie der Psychotherapie* (2., völlig überarbeitete und erweiterte Auflage, S. 133–141). Stuttgart: Schattauer.

Skodol, A. E., Bender, D. S., Pagano, M. E., Shea, M. T., Yen, S., Sanislow, C. A. et al. (2007). Positive childhood experiences: resilience and recovery from personality disorder in early adulthood. *Journal of Clinical Psychiatry, 68,* 1102–1108.

Sloane, R. B., Staples, F. R., Cristol, A. H., Yorkston, N. J. I. & Whipple, K. (1975). *Short-term Analytically Oriented Psychotherapy Versus Behaviour Therapy.* Cambridge, MA: Harvard University Press.

Smith, M. L. & Glass, G. V. (1977). Meta-analysis of psychotherapy outcome studies. *American Psychologist, 32,* 752–760.

Smith, M. L., Glass, G. V. & Miller, T. I. (1980). *The Benefits of Psychotherapy.* Baltimore: Johns Hopkins University Press.

Sparks, J. A. & Duncan, B. L. (2010). Common factors in couple and family therapy: must all have prices? In B. Duncan, S. Miller, B. Wampold & M. Hubble (Eds.), *The Heart and Soul of Change* (2nd ed., pp. 357–391). Washington, DC: American Psychological Association.

Spek, V., Cuijpers, P., Nyklíček, I., Riper, H., Keyzer, J. & Pop, V. (2007). Internet-based cognitive behaviour therapy for symptoms of depression and anxiety: a meta-analysis. *Psychological Medicine, 37,* 319–328.

Stegmüller, W. (1973). *Theorie und Erfahrung. Zweiter Halbband: Theorienstrukturen und Theoriendynamik.* Berlin: Springer.

Stegmüller, W. (1979). *Rationale Rekonstruktion von Wissenschaft und ihrem Wandel.* Stuttgart: Reclam.

Stiles, W. B., Shapiro, D. A. & Harper, H. (1994). Finding the way from process to outcome: blind alleys and unmarked trails. In R. L. Russell (Ed.), *Reassessing Psychotherapy Research* (pp. 36–64). New York: Guilford Press.

Stiles, W., Leach, C., Barkham, M., Lucock, M., Iveson, S., Shapiro, D., Iveson, M. & Hardy, G. (2003). Early sudden gains in psychotherapy under routine clinic conditions: practice-based evidence. *Journal of Consulting and Clinical Psychology, 71,* 14–21.

Strunk, G. & Schiepek, G. (2002). Dynamische Komplexität in der Therapeut-Klient-Interaktion. *Psychotherapeut, 47,* 291–300.

Strunk, G. & Schiepek, G. (2006). *Systemische Psychologie. Einführung in die komplexen Grundlagen menschlichen Verhaltens.* Heidelberg: Spektrum Akademischer Verlag.

Stulz, N., Lutz, W., Leach, C., Lucock, M. & Barkham, M. (2007). Shapes of early change in psychotherapy under routine outpatient conditions. *Journal of Consulting and Clinical Psychology, 75,* 864–874.

Tang, T. & DeRubeis, R. (1999a). Sudden gains and critical sessions in Cognitive-Behavioral Therapy for depression. *Journal of Consulting and Clinical Psychology, 67,* 894–904.

Tang, T. & DeRubeis, R. (1999b). Reconsidering rapid early response in Cognitive Behavioral Therapy for depression. *Clinical Psychology: Science and Practice, 6,* 283–284.

Tang, T., Luborsky, L. & Andrusyna, T. (2002). Sudden gains in recovering from depression: are they also found in psychotherapies other than Cognitive-Behavioral Therapy? *Journal of Consulting and Clinical Psychology, 70,* 444–447.

Tang, T., DeRubeis, R., Beberman, R. & Pham, T. (2005). Cognitive changes, critical sessions, and sudden gains in Cognitive-Behavioral Therapy for depression. *Journal of Consulting and Clinical Psychology, 73,* 168–172.

Tang, T. DeRubeis, R., Hollon, S., Amsterdam J. & Shelton, R. (2007). Sudden gains in Cognitive Behavioral Therapy of depression and depression relapse/recurrence. *Journal of Consulting and Clinical Psychology, 75,* 404–408.

Tass, P. A. (2003). A model of desynchronizing deep brain stimulation with a demand-controlled coordinated reset of neural subpopulations. *Biological Cybernetics, 89,* 81–88.

Tass, P. A. (2011). Verlernen krankhafter Synchronisation mittels desynchronisierender Hirnstimulation. In G. Schiepek (Hrsg.), *Neurobiologie der Psychotherapie* (2., völlig überarbeitete und erweiterte Auflage, S. 607–618). Stuttgart: Schattauer.

Tass, P. A. & Majtanik, M. (2006). Long-term anti-kindling effects of desynchronizing brain stimulation: a theoretical study. *Biological Cybernetics, 94,* 58–66.

Tass, P. A. & Hauptmann, C. (2007). Therapeutic modulation of synaptic connectivity with desynchronizing brain stimulation. *International Journal of Psychophysiologiy, 64,* 53–61.

Tass, P. A., Smirnov, D., Karavaev, A., Barnikol, U., Barnikol, T., Adamchic, I., Hauptmann, C., Pawelcyzk, N., Maarouf, M., Sturm, V., Freund, H. J. & Bezruchko, B. (2010). The causal relationship between subcortical local field potential oscillations and Parkinsonian resting tremor. *Journal of Neural Engineering, 7,* 016009

Tass, P.A., Adamchic, I., Freund, H.J., von Stackelberg, T. & Hauptmann, C. (2012). Counteracting tinnitus by acoustic coordinated reset neuromodulation. *Restorative Neurology and Neuroscience, 30,* 137–159.

Tatzer, E. & Schubert, M.T. (1997). Systemtherapie im Kinderheim. In L. Reiter, E.J. Brunner & S. Reiter-Theil (Hrsg.), *Von der Familientherapie zur systemischen Perspektive* (2. Aufl., S. 143–154). Berlin, Heidelberg: Springer.

Tedeschi, J.T. & Felson, R.B. (1994). *Violence, Aggression, and Coercive Actions.* Washington, DC: American Psychological Association.

Tedeschi, J.T., Park, C.L. & Calhoun, L.G. (Eds.). (1998). *Posttraumatic Growth.* Mahwah, NJ: Erlbaum.

Tretter, F. & Grüsser-Sinopoli, S.M. (2011). Sucht und Suchttherapie. In G. Schiepek (Hrsg.), *Neurobiologie der Psychotherapie* (2., völlig überarbeitete und erweiterte Auflage, S. 486–508). Stuttgart: Schattauer.

Tritt, K., von Heymann, F., Zaudig, M., Zacharias, I., Söllner, W. & Löw, T. (2007). *Die Entwicklung des Fragebogens ICD-10-Symptom-Rating (ISR) – Kurzbeschreibung der Pilotversion 1.0 und der Version 2.0.* Institut für Qualitätsentwicklung in der Psychotherapie und Psychosomatik.

Tryon, G.S. & Winograd, G. (2011). Goal consensus and collaboration. *Psychotherapy, 48,* 50–57.

Uexküll, T. von, Adler, R.H., Herrmann, J.M., Köhle, K., Schonecke, O.W. & Wesiack, W. (Hrsg.). (2011). *Thure von Uexküll. Psychosomatische Medizin* (7. Aufl.). München: Urban & Fischer/ Elsevier.

Ulrich, C. (2011). *Paartherapie-Prozessforschung. Entwicklung und Anwendung einer innovativen Forschungsstrategie.* Dissertation, Ludwig-Maximilians-Universität München.

Vittengl, J., Clark, L. & Jarrett, R. (2005). Validity of sudden gains in acute phase treatment of depression. *Journal of Consulting and Clinical Psychology, 73,* 173–182.

Wahl, A. (2012). Generische Prinzipien in der beruflichen Beratung – Konkretisierung und Fallbeispiel. In C. Schiersmann & H.U. Thiel (Hrsg.), *Beratung als Förderung von Selbstorganisationsprozessen* (S. 104–131). Göttingen: Vandenhoeck & Ruprecht.

Walter, J.L. & Peller, J.E. (1994). *Lösungsorientierte Kurzzeittherapie.* Dortmund: Verlag modernes Lernen.

Wampold, B.E. (2001). *The Great Psychotherapy Debate. Models, Methods, and Findings.* Mahwah, NJ: Lawrence Erlbaum Associates.

Wampold, B.E. (2010). The research evidence for common factors models: a historically situated perspective. In B. Duncan, S. Miller, B. Wampold & M. Hubble (Eds.), *The Heart and Soul of Change* (2nd ed., pp. 49–82). Washington, DC: American Psychological Association.

Wampold, B.E., Mondin, G.W., Moody, M., Stich, F., Benson, K. & Ahn, H. (1997). A meta-analysis of outcome studies comparing bona fide psychotherapies: empirically, „All must have prizes." *Psychological Bulletin, 122,* 203–215.

Wampold, B.E., Minami, T., Baskin, T.W. & Tierney, S.C. (2002). A meta-(re)analysis of the effects of cognitive therapy versus „other therapies" for depression. *Journal of Affective Disorders, 68,* 159–165.

Webb, C.A., DeRubeis, R.J. & Barber, J.P. (2010). Therapist adherence/competence and treatment outcome: a meta-analytic review. *Journal of Consulting and Clinical Psychology, 78,* 200–211.

Webber, C.L. & Zbilut, J.P. (1994). Dynamical assessment of physiological systems and states using recurrence plot strategies. *Journal of Applied Physiology, 76,* 965–973.

Weiner-Davies, M., de Shazer, S. & Gingerich, W. (1987). Building on pretreatment change to construct the therapeutic solution: an exploratory study. *Journal of Marital and Family Therapy, 13,* 359–364.

Weiss, J. (1993). *How Psychotherapy Works: Process and Technique.* New York: Guilford.

Weiss, T. (1988). *Familientherapie ohne Familie: Kurztherapie mit Einzelpatienten.* München: Kösel.

Westmeyer, H. (1972). *Logik der Diagnostik.* Stuttgart: Kohlhammer.

Westmeyer, H. (1979). Die rationale Rekonstruktion einiger Aspekte psychologischer Praxis. In H. Albert & K. H. Stapf (Hrsg.), *Theorie und Erfahrung. Beiträge zur Grundlagenproblematik in den Sozialwissenschaften.* Stuttgart: Klett.

Westmeyer, H. (1984). Diagnostik und therapeutische Entscheidung. Begründungsprobleme. In G. Jüttemann (Hrsg.), *Neue Aspekte klinisch-psychologischer Diagnostik* (S. 77–101). Göttingen: Hogrefe.

Westmeyer, H. (Ed.). (1992). *The Structuralist Program in Psychology: Foundations and Applications.* Toronto: Hogrefe & Huber Publishers.

Westmeyer, H. (1997). Möglichkeiten der Begründung therapeutischer Entscheidungen. In F. Caspar (Hrsg.), *Problemanalyse in der Psychotherapie* (S. 20–31). Tübingen: dgvt.

Willke, H. (1982). *Systemtheorie.* Stuttgart: Fischer UTB.

Wilson, G. T. (1999). Rapid response to cognitive behavior therapy. *Clinical Psychology: Science and Practice, 6,* 289–292.

Wolfe, B. E. & Goldfried, M. R. (1988). Research on psychotherapy integration: recommendations and conclusions from an NIMH workshop. *Journal of Consulting and Clinical Psychology, 56,* 448–451.

Zanarini, M. C., Frankenburg, F. R., Hennen, J., Reich, D. B. & Silk, K. (2006). Prediction of the ten year course of borderline personality disorder. *American Journal of Psychiatry, 163,* 827–832.

Sachregister